Heidelore Kluge
Hildegard von Bingen – Frauenheilkunde

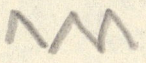

Hildegard von Bingen

Heidelore Kluge

Frauen-
heilkunde

MOEWIG

Hinweis: Die Ratschläge und Empfehlungen dieses Buches wurden von Autor und Verlag nach bestem Wissen und Gewissen erarbeitet und sorgfältig geprüft. Dennoch kann eine Garantie nicht übernommen werden. Eine Haftung des Autors, des Verlags oder seiner Beauftragten für Personen-, Sach- oder Vermögensschäden ist ausgeschlossen. In allen medizinischen Fragen ist der Rat des Arztes maßgebend.

Originalausgabe
© by VPM Verlagsunion Pabel Moewig KG, Rastatt
Alle Rechte vorbehalten
Printed in Germany 1998
ISBN 3-8118-4696-5

Inhalt

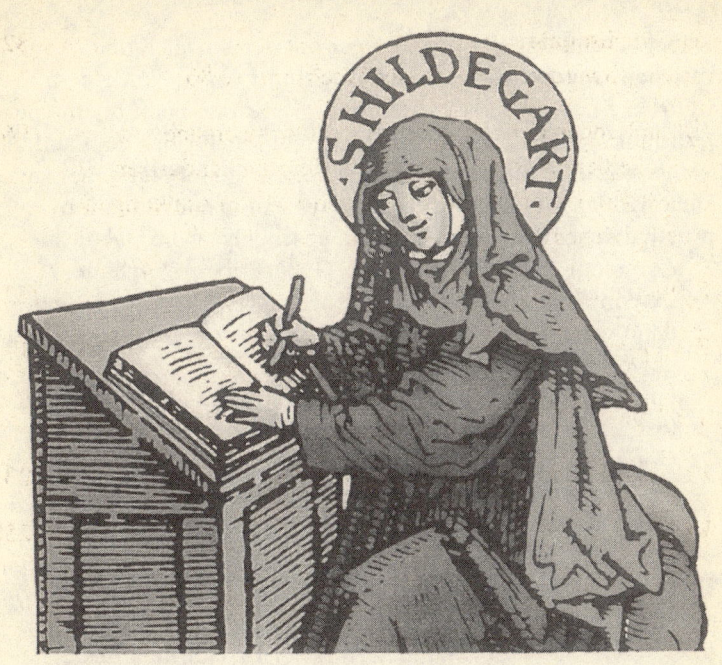

Das Frauenbild
der Hildegard von Bingen

ALS FRAU in herausragender politischer und wissenschaftlicher Position ist Hildegard sicherlich eine ungewöhnliche Erscheinung ihrer Zeit. Sie beriet Fürsten und Päpste und scheute sich nicht, auch ihre eigenen religiösen und kirchenpolitischen Ansichten durchzusetzen.

Obwohl es sicherlich nicht angemessen ist, Hildegard für feministische Belange zu vereinnahmen, ist es doch erstaunlich zu lesen, was sie über die Stellung der Frau im Leben schreibt.

7

Dabei beschäftigt sie sich weniger mit den sozialen und ökonomischen Gegebenheiten, sondern geht vielmehr von einem religiösen Standpunkt aus. Während die Kirche noch bis in spätere Jahrhunderte hinein die Frau nicht nur für den Sündenfall verantwortlich macht, sondern auch dessen Folgen beklagt, sieht Hildegard die in der Bibel beschriebene Situation viel pragmatischer und überlegt, was geschehen wäre, wenn nicht Eva, sondern Adam zuerst Gottes Gebote übertreten hätte.

„Wenn Adam Gottes Gebot eher als Eva übertreten hätte, dann wäre diese Übertretung so schwer wiedergutzumachen gewesen, daß der Mensch auch in eine so schwer wiedergutzumachende Verhärtung verfallen wäre, daß er weder erlöst hätte werden wollen noch können. Weil Eva zuerst Gottes Gebot übertrat, konnte die Schuld leichter getilgt werden, weil sie schwächer als der Mann war." (*Causae et Curae*)

Diese „Schwäche" Evas ist aber für Hildegard von Bingen durchaus keine negative Eigenschaft, sondern bezieht sich lediglich auf die unterschiedliche Art der Erschaffung des ersten Menschenpaares:

„Adam war aufgrund der Kraft der Erde männlich und aufgrund der Elemente überaus stark, Eva aber in ihrem Mark weich." (*Causae et Curae*)

Denn Adam sei aus Erde – also aus den Elementen – geschaffen, Eva dagegen aus dem Fleisch Adams.

Weiterhin beschreibt sie Eva folgendermaßen:

„Sie hatte einen luftigen, scharfen Sinn und ein vergnügliches Leben, als sie noch nicht die Last der Erde drückte. Wie sie selbst aus dem Mann hervorging, so ging das ganze Menschengeschlecht aus ihr hervor." (*Causae et Curae*)

Mit der Vertreibung aus dem Paradies mußte die Frau die Beschwerden der Geburt auf sich nehmen. An einer späteren Stelle ihres *Causae et Curae* beschreibt Hildegard auf wunderschöne und eindrückliche Weise, wie nahe die Frau dennoch mit dem paradiesischen Ursprung verbunden ist:

> „Die erste Mutter der Menschheit war ähnlich dem Äther geschaffen. Denn wie der Äther alle Sterne in sich trägt, so trug sie selbst, unberührt und unversehrt und ohne Schmerz, die Menschheit in sich, als ihr gesagt wurde: Wachset und mehret euch! Und dies geschieht unter großen Schmerzen."

Schon bei allen anderen körperlichen Beschwerden, die eine Frau treffen können, zeigt Hildegard von Bingen – gewissermaßen von Frau zu Frau – großes Verständnis und Mitgefühl. Menstruation und Wechseljahre hat sie ja selbst durchgemacht und gibt aus eigener Erfahrung viele praktische Hinweise, wie eine Frau damit am besten fertig wird. Als Ordensfrau – die das Keuschheitsgelübde abgelegt und nie selbst ein Kind gehabt hat – geht sie mit erstaunlicher Zartheit und einem großen Einfühlungsvermögen auf alle Probleme von Schwangerschaft und Geburt ein. Dies hat sicherlich sehr viel damit zu tun, daß sie selbst vielen Frauen beigestanden hat. Vor allem aber scheint es mir in der hohen Meinung begründet zu sein, die sie von der Frau als gleichberechtigtem menschlichem Wesen hatte – in einer Zeit, als dies durchaus keine Selbstverständlichkeit war.

Die Sexualität des Menschen

Es IST erstaunlich, wieviel Hildegard von Bingen als Klosterfrau über die Sexualität des Menschen wußte. Wenn man bedenkt, daß diese für sie gottgewollt und damit natürlich ist, begreift man ihren unkomplizierten Zugang sowohl zur Geschlechtlichkeit als auch zu allen damit verbundenen seelischen und körperlichen Problemen. In *Causae et Curae* schreibt sie nicht nur, daß der Mensch „durch Kälte und Wärme" fruchtbar sei – „er hat auch wie die übrigen Geschöpfe Freude am Leben", nicht zuletzt durch seine Sexualität. Dadurch wird ihre positive Einstellung zur Geschlechtlichkeit des Menschen deutlich.

Durch ihre seelsorgerische und medizinische Tätigkeit hat sie sicherlich umfangreiche Erfahrungen auf diesem Gebiet sammeln können. Andererseits aber bindet sie auch diesen Bereich des menschlichen Lebens immer in den großen, göttlichen Schöpfungsplan ein.

Für sie ist denn auch der Mensch, bevor er das Paradies verlassen mußte, ein asexuelles Wesen – oder zumindest ein Geschöpf, das seine Sexualität auf eine andere, subtilere Weise auslebte. (In diesem Zusammenhang ist die griechische Mythologie zu erwähnen, die ebenfalls in diese Richtung deutet – daß nämlich der Mensch früher beide Geschlechter in sich vereinigte.) So schreibt Hildegard über die Entstehung des menschlichen Samens, daß dieser erst seit dem Sündenfall vorhanden sei, weil sich dabei der Mensch nicht nur in körperlicher, sondern auch in geistiger Hinsicht veränderte:

> „Die Reinheit seines Blutes veränderte sich in etwas anderes, so daß er nun anstelle der Reinheit den Schaum seines Samens ausstößt. Wäre der Mensch im Paradies geblieben, würde er sich heute noch im unveränderlichen Zustand der Vollkommenheit befinden." (*Causae et Curae*)

Da dieser Zustand der Vollkommenheit zerstört wurde, „verwandelte sich die Manneskraft im Zeugungsglied in einen giftartigen Schaum und das Blut der Frau in einen unangenehmen Ausfluß". (*Causae et Curae*)

Sie geht davon aus, daß der männliche Samen in der Glut der Leidenschaft entsteht, „so wie ein Topf, der, wenn man ihn aufs Feuer stellt, infolge der Hitze des Feuers Schaum auf dem Wasser entstehen läßt". (*Causae et Curae*)

Auch darüber, wie diese Leidenschaft entsteht, macht sich Hildegard von Bingen – die Klosterfrau, die das Keuschheitsgelübde abgelegt hat – ihre eigenen Gedanken. Sie schreibt, daß die Blutgefäße, die sich in der Leber und im Bauch des Mannes befänden, in seinen Geschlechtsorganen aufeinandertreffen würden. Bei sexueller Erregung werde gewissermaßen ein „Sturm der Lust" erweckt, der in seine Lendengegend einfiele. Dieser Sturm ist nach Hildegards Worten oft so stark, daß der Mann ihm nicht mehr standhalten kann:
„Wie ein Schiff in großen Wellen, die sich wegen heftiger Sturmwinde auf den Flüssen erheben, so gefährdet ist, daß es manchmal kaum standhalten kann, so kann auch die Natur des Mannes im Sturm der Lust nur schwer beherrscht und bezähmt werden." (*Causae et Curae*)

Allerdings hält dieser Sturm nicht lange an, er ist eher wie ein Feuer, das erlischt und wieder aufflammt:
„Ein Feuer, das dauernd brennen würde, würde viel verzehren. So steigt auch die Lust bisweilen im Mann auf und fällt dann wieder ab. Denn wenn sie immer in ihm brennen würde, könnte sie der Mann nicht ertragen." (*Causae et Curae*)

Manche Männer überkomme die Begierde – etwa durch unmäßiges Essen und Trinken oder durch eine blühende, ausschweifende Phantasie hervorgerufen – so heftig, daß ihr Samen schon ohne jede Berührung oder bei einer nur leichten Berührung abgehe. Dabei handelt es sich nach Hildegards Worten aber um einen „dünnen, trüben und halbgekochten dünnmilchähnlichen Schaum, weil er nicht durch das Feuer eines anderen Menschen gekocht wurde". (*Causae et Curae*)

Dieses „Kochen", durch welches der Samen erst seine gottgewollte Qualität erhält, kann nur bei einer Liebesvereinigung stattfinden.

> „Wie nämlich eine Speise nicht durch ihr natürliches Feuer gekocht wird, wenn nicht ein anderes Feuer hinzukommt, so wird auch der Samen des Menschen nicht gargekocht, wenn nicht das Feuer eines anderen Menschen dazu verhilft." (*Causae et Curae*)

Erst wenn ein Mann bei seinem Samenerguß mit einer Frau vereint ist, ergießt sich sein Samen an die richtige Stelle:

> „So gibt einer vergleichsweise gekochtes Essen aus dem Topf auf eine Schüssel zum Essen." (*Causae et Curae*)

Die verschiedenen Temperamente

Die Lehre von den verschiedenen Temperamenten wurde bereits im antiken Griechenland entwickelt. So führte z. B. der griechische Arzt Hippokrates (ca. 460 – 370 v. Chr.) diese Charakterisierung verschiedener Menschentypen auf die unterschiedliche Mischung der Körpersäfte zurück, auf die auch Hildegard von Bingen sich immer wieder bezieht.

Es gibt vier verschiedene Temperament-Typen, die aber meistens in Mischformen auftreten:
- *Choleriker* sind zu starken Gefühlsausbrüchen neigende, jähzornige Menschen. Sie sind sehr willensbetont und wollen ihre Kräfte entfalten.
- *Phlegmatiker* sind oft geistig und körperlich schwerfällig, neigen mitunter zu Gleichgültigkeit und Teilnahmslosigkeit.

Andererseits können sie mit ihrer inneren Ausgeglichenheit auch „ein Fels in der Brandung" sein.
- *Sanguiniker* sind leicht erregbare und mitunter auch recht unbeständige Menschen. Sie haben etwas Beschwingtes, das sie ihrer Umwelt mitteilen können.
- *Melancholiker* sind nachdenklich und blicken oft vorwiegend auf die negative Seite des Lebens. Dadurch werden sie leicht zu ausgesprochenen Egoisten, die mit ihrem Leid immer im Mittelpunkt stehen möchten.

Hildegard von Bingen hat sich eingehendst mit den verschiedenen Temperamenten beschäftigt – auch was ihr Verhalten in Liebesbeziehungen anbelangt.

Sie unterscheidet auch die Liebesleidenschaft nach den Temperamenten. Über die Männer schreibt sie in *Causae et Curae* folgendes:

Die Choleriker könnten sich in ihrer Leidenschaft kaum beherrschen. Sie seien „wirklich männliche Männer, und man nennt sie Werkmeister in ihrer Fruchtbarkeit, weil sie in ihrer Leidenschaft immer fruchtbar sind und sehr, sehr viele Nachkommen zeugen können". Nur wenn sie ihre Sexualität ausleben könnten, seien sie gesund und froh, sonst „vertrocknen sie innerlich und gehen wie Sterbende einher". Die Enthaltsamkeit falle ihnen schwer. Wenn sie aber ihre Leidenschaft beherrschen könnten, zeugten sie gescheite und sehr schöne Kinder.

Die Sanguiniker haben nach Hildegards Angaben in ihrer Geschlechtlichkeit mehr vom Wesen des Windes als vom Wesen des Feuers in sich. Ihnen falle es deshalb leichter, enthaltsam zu sein, „weil der sehr starke Wind, der in ihren Schenkeln ist, das Feuer darin bändigt und beherrscht. ... Sie können sich der Frauen enthalten und schauen sie dann mit schönen, besonnenen Blicken an". Sie beherrschten also gewissermaßen die Kunst der Selbstbeherrschung, die sonst nur Frauen eigen sei. Bei ihnen komme es oft im Schlaf zu einem Samenerguß, wodurch sie „von der Hitze ihrer Leidenschaft erlöst werden".

Sanguiniker zeugten glückliche und tüchtige Kinder.

Die Melancholiker seien von ihrer Konstitution her grob und fest. Das führt nach Hildegards Meinung dazu, daß sie im Umgang mit Frauen „unbeherrscht wie Tiere und wie Schlangen" sind „und ohne Mäßigung wie die Esel". Im Grunde haßten sie die Frauen, aber ohne den geschlechtlichen Verkehr mit ihnen würden sie Geisteskrankheiten entwickeln. Weil ihre Kinder oft ohne Liebe gezeugt würden, seien diese häufig unglücklich und auch undurchschaubar in ihrem Verhalten.

Die Phlegmatiker sind nach Hildegards Ansicht schwache Liebhaber, denen es mehr auf Worte als auf Taten ankomme:

„Der Wind zwischen ihren Lenden hat nur ein schwaches Feuer, so daß er wie lauwarmes Wasser nur mäßig warm ist. Ihre beiden Behälter, die wie zwei Blasebälge sein sollten, um das Feuer zu erregen, sind in ihrer Schwäche völlig zurückgeblieben. Sie haben keine Kraft, den Stamm aufzurichten, weil sie kein starkes Feuer in sich haben."

Aber diese Männer seien liebenswert und treu. Wegen ihrer eigenen inneren Schwäche könnten sie mit der Schwäche einer Frau ganz anders umgehen als die übrigen Männer.

Dagegen ist die Frau – da sie nicht wie der Mann aus Erde gemacht, sondern vom Fleisch des Mannes genommen wurde – „schwach und gebrechlich und ein Gefäß für den Mann". (*Causae et Curae*) Durch seine Liebesleidenschaft errege dieser erst das Blut der Frau.

Im Gegensatz zum Mann liegt es nach Hildegards Worten in der Natur der Frau, daß diese ihre Lust leichter beherrschen kann. Während die männliche Begierde wie ein Sturmwind sei, vergleicht Hildegard die weibliche Lust mit der Sonne, die „die Erde mit ihrer Wärme sanft, langsam und fortwährend durchdringt, damit sie Früchte hervorbringen kann. Würde die Sonne stärker und ständig auf die Erde herabbrennen, würde sie die Früchte eher schädigen". Wäre nämlich eine Frau ständig sexuell erregt, wäre sie zur Empfängnis gar nicht fähig.

Da die sexuelle Erregung im weiblichen Körper einen größeren Raum zur Entfaltung fände – nämlich die Gebärmutter –, könne das „Feuer der Lust" (nicht zuletzt auch wegen der dort vorhandenen Feuchtigkeit) nicht so stark und heftig entbrennen wie im männlichen Körper. Daher könne sie sich mehr in ihrer Leidenschaft zurückhalten.

Interessant ist, daß Hildegard von Bingen bereits eine wichtige Erkenntnis der modernen Sexualforschung vorausnimmt: daß nämlich auch die Frau während des Orgasmus eine Flüssigkeit abgibt. Allerdings kommt dies seltener als beim Mann vor und ist „im Vergleich mit dem männlichen Samen in einer so geringen Menge wie ein Stück Brot, verglichen mit einem ganzen Laib". (*Causae et Curae*)

Ein weiterer interessanter Aspekt in ihrem Buch *Causae et Curae* ist, daß sie den weiblichen Orgasmus sehr genau beschreibt – der ja nicht nur im Leib, sondern zu einem großen Teil auch im Kopf abläuft:

> „Ist die Frau mit einem Mann vereint, dann kündigt ein lustvolles Hitzegefühl in ihrem Gehirn den Genuß dieser Lust und den Samenerguß bei dieser Vereinigung an."

Bei den Frauen unterscheidet Hildegard von Bingen das Sexualverhalten und die Befindlichkeit während der Monatsblutung nach den Temperamenten:

Die Sanguinikerin sei liebenswürdig und liebe Zärtlichkeiten. Da ihre Blutgefäße zart und deshalb weniger von Blut durchdrungen seien, komme es während der Menstruation nur zu einem geringen Blutverlust. Ihre Gebärmutter sei kräftig entwickelt.

> „Dennoch bringen Sanguinikerinnen nicht sehr viele Kinder zur Welt, und wenn sie ohne Gatten leben und daher keine Nachkommen gebären, werden sie leicht körperlich krank."

Phlegmatische Frauen haben nach Hildegards Worten einen eher „männlichen Sinn". Über die Menstruation dieser Frauen schreibt sie:

> „Während der Monatsblutung fließen die Blutbächlein weder zu schwach noch zu stark, sondern mäßig."

Sie seien fruchtbar und empfingen leicht, weil ihre Gebärmutter und alle anderen Eingeweide kräftig entwickelt seien. Sie zögen die Männer an, und diese liebten sie. Sie könnten zwar leicht in Enthaltsamkeit leben, würden dadurch jedoch „in ihrem Wesen empfindlich und schwer erträglich".

Cholerische Frauen seien gut und gütig. In der Ehe seien sie keusch und treu. Aber wenn sie keinen Mann hätten, würden sie sehr darunter leiden. Sie seien sehr fruchtbar, weil ihre Gebärmutter stark entwickelt sei. Dadurch erlitten sie auch während der Menstruation einen hohen Blutverlust.

Melancholische Frauen hätten oft schlechte Laune, und da sie nicht sehr belastbar seien, litten sie mitunter an Depressionen. Während der Menstruation verlören sie sehr viel Blut. Sie seien nicht sehr fruchtbar, denn sie hätten eine schwache Gebärmutter. Hildegard macht ihnen aber dennoch Hoffnung auf Nachwuchs:

> „Einige von ihnen bringen wenigstens einmal ein Kind zur Welt, wenn sie einen kräftigen, vollblütigen Mann haben – und zwar dann, wenn sie in ein reifes Alter gekommen sind."

Sie verspürten nicht sehr häufig sexuelle Erregung, und diese ginge ziemlich schnell vorbei.

Enthaltsamkeit

Sosehr Hildegard von Bingen die Sexualität als gottgewollt bejaht – wobei sie sich übrigens kaum darauf bezieht, daß das Ziel der Liebesvereinigung unbedingt die Zeugung eines Kindes sein muß! –, sieht sie auch die schädlichen Seiten eines übermäßigen Lustverlangens. Dies ist nicht unbedingt immer von dem Betroffenen gewollt, sondern kann manchmal in einer Liebesbeziehung – etwa gegen Ende der Schwangerschaft oder bei Krankheit eines der Partner – belastend wirken. Deshalb gibt sie in *Causae et Curae* ein Rezept an, mit dem man zwar die Speisen würzen, aber die Lust dämpfen kann.

Gewürzessig

Zutaten:
4 Teile Schalotten
4 Teile Iriswurzeln
3 Teile Lungenkraut
2 Teile Minze
1 Teil Dill
1/2 l Obstessig

Zubereitung und Anwendung:
Alle Zutaten zerkleinern und in Obstessig einlegen.
Mit diesem Essig möglichst viele Speisen würzen.
Hildegards Erklärung für die Wirksamkeit dieser Würze: Trockenheit und Kälte des Dills löschten die hitzige Sinnlichkeit. Der kalte Saft der Minze arbeite den schädlichen Säften im Körper entgegen, und der ebenfalls kalte Saft des Lungenkrauts dämpfe das unzeitgemäße Lustverlangen. Ebenso wirkten die Kälte der Iriswurzel und der Schalotte.

Myrrhe

Auch das Bestreichen von Brust und Bauch mit Myrrhe soll gegen einen übermäßigen Sexualtrieb helfen, wie Hildegard in ihrer *Physica* schreibt. Allerdings kann es bei diesem Rezept zu „Nebenwirkungen" kommen:

> „Die Myrrhe macht den Sinn nicht froh, sondern bedrückt und beschwert und macht traurig."

Deshalb empfiehlt Hildegard bei einer solchen Behandlung, immer einen Gegenstand aus Gold bei sich zu tragen, weil Gold den Menschen froh mache.

Manche Rezepte und Angaben bewegen sich allerdings im Bereich magischer Praktiken. So gibt Hildegard – ganz den Vorstellungen ihrer Zeit entsprechend – z. B. Hinweise über die Verwendung der geheimnisumwitterten Alraune, mit der sich die Lust dämpfen ließe. Sie rät einem Mann, der entweder durch Magie (etwa einen Liebeszauber) oder durch seine eigene „Körperhitze" einen zu starken Sexualtrieb empfindet, das folgende:

> „Er nehme eine Art der Alraune, die einer Frau ähnlich sieht, reinige sie in einer Quelle und binde die Alraune dann für drei Tage und drei Nächte zwischen Brust und Nabel. Dann teile er sie in zwei Teile und binde diese für drei Tage und drei Nächte über jede Lende." (*Physica*)

Danach solle er dann die linke „Hand" dieses Gebildes pulverisieren, etwas Kampfer dazu geben und dieses Mischpulver essen, um endgültig geheilt zu werden.

Frauen, die unter dem gleichen Problem leiden, können ähnlich verfahren, nur sollen sie dafür eine Wurzel verwenden, die wie ein Mann aussieht. Außerdem sollen sie beim zweiten Schritt der Anwendung die rechte „Hand" pulverisieren.

Gegen einen Liebeszauber, den man etwa durch Speise oder Trank zu sich genommen hat, wirkt nach Hildegards Angaben auch frisch gepreßter Wegerichsaft.
Sehr wichtig ist ihr in diesem Zusammenhang die Betonie (auch Ziest genannt). So beschreibt sie, wie sich eine Frau mit Hilfe dieser Pflanze von dem Zauber befreien kann, mit dem ein Mann mit magischen Mitteln versucht hat, ihre Zuneigung zu gewinnen:

> „Sie nehme die Blätter einer Betonie, stecke ein Blatt in jedes ihrer Nasenlöcher, ein Blatt lege sie unter ihre Zunge, in jeder Hand halte sie ein Blatt und unter jeden Fuß lege sie ein Blatt. Dann schaue sie mit ihren Augen das Betonienkraut kräftig an. Dies tue sie so lange, bis die Blätter sich

an ihrem Körper erwärmen, und sie tue dies so oft, bis es ihr bessergeht." (*Physica*)

Das „kräftige Anschauen" fällt sicherlich nicht nur in einen magischen, sondern auch in einen meditativen Bereich. Wer glaubt, dem wird geholfen werden ... Oder – wie es in der modernen Psychologie heißt – die „selbsterfüllende Prophezeiung" wirkt, d. h., wenn man sich etwas stark genug wünscht und vorstellt, geht es in Erfüllung.

In ihrer *Physica* gibt uns Hildegard von Bingen noch weitere Rezepte gegen einen überstarken Sexualtrieb, die heute nicht unbedingt mehr in die Praxis umzusetzen sind. So empfiehlt sie etwa das Fett des Sperbers, aus dem mit verschiedenen Kräutern eine Salbe zubereitet werden soll, die Mann und Frau auf ihren Körper verstreichen können: „Dann wird der Brand für einen Monat weichen."

Auch Edelsteine können helfen. So empfiehlt Hildegard von Bingen gegen einen übermäßigen Sexualtrieb den Sardonyx.
„Wenn ein Mann oder eine Frau von der Natur in fleischlicher Begierde stark entbrennt, dann soll er den Sardonyx an seine Seiten legen, die Frau aber auf ihren Nabel, und sie werden darin ein Mittel gegen die Begehrlichkeit haben." (*Physica*)
Nähere Angaben über die Eigenschaften des Sardonyx finden Sie im Band *Edelsteintherapie*.

Zeugung und Empfängnis

IN GEWISSER Weise kennt Hildegard von Bingen bereits eine Art Familienplanung. Dabei geht es allerdings nicht um die Begrenzung der Kinderzahl, sondern um die seelische und leibliche Gesundheit des Nachwuchses. Hildegard ist nämlich der Meinung, daß – genauso, wie die Saat zur rechten Zeit in die Erde gebracht werden muß, um zu gedeihen – der richtige Zeitpunkt für dessen Zeugung gewählt werden muß. Sie erklärt dies sehr anschaulich:

> „Der Mensch sät den Samen zu der Zeit, wenn die richtige Temperatur herrscht, damit dieser zur Frucht heranwachsen kann. Wer wäre so töricht, daß er in allzugroßer Sommerhitze und in allzugroßer Winterkälte den Samen aussäte? Er würde ja zugrunde gehen und nicht heranwachsen. – Genauso ergeht es den Menschen, die weder die Reifezeit ihres Alters noch die Zeit des Mondes beachten, sondern jederzeit nach Lust und Laune zeugen wollen. Deshalb können die so gezeugten Kinder auch unter ziemlichen Schmerzen an verschiedenen Gebrechen leiden." (*Causae et Curae*)

Die Voraussetzungen für einen Mann, um ein gesundes Kind zu zeugen, sind nach Hildegards Meinung folgende:
Der Mann soll seine körperliche Reifezeit beachten – also weder in zu jungem noch in zu hohem Alter ein Kind zeugen. Überhaupt soll er erst dann mit einer Frau Verkehr haben, wenn sein Bartwuchs beginnt. (Dies gilt auch heute als äußeres Zeichen der einsetzenden Geschlechtsreife.)
Zudem soll er die günstigen Mondzeiten ermitteln – und zwar „mit so großem Eifer wie einer, der seine reinen Gebete vorbringt". (*Causae et Curae*)
Über die von Hildegard als günstig angegebenen Mondzeiten erfahren Sie Näheres in *Mond und Sonne*.

Auch die richtige Ernährung sei wichtig. Zu üppiges Essen – „wenn man das Essen in sich hineinstopft wie ein Vielfraß" (*Causae et Curae*) – kann genauso schädlich sein wie falsche Essenszeiten. Wer im Essen und Trinken mäßig sei, habe einen gesunden Körper und könne seine gesunde Konstitution auch an seine Nachkommen weitergeben.

Ebenso soll er sich beim Geschlechtsverkehr mäßigen. Hildegard schreibt dazu:

> „Der Mensch, der in seiner Leidenschaft und körperlichen Maßlosigkeit immer seine Begierden befriedigt und jedesmal, wenn der Drang zum Zeugen in ihm aufsteigt, seinen Samen verschwenderisch von sich gibt, geht oft an seinem Samen zugrunde. Wer aber seinen Samen auf die richtige Weise vergießt, zeugt auch gesunde Kinder." (*Causae et Curae*)

Diese letztgenannte Anmerkung Hildegards ist besonders interessant im Hinblick auf die zunehmende Zeugungsunfähigkeit von Männern in der westlichen Welt. Wenn die Forschung auch erwiesen hat, daß sexuelle Aktivität vor Orgasmusschwierigkeiten bewahrt, so ändert das nichts an der Tatsache, daß die Samenqualität immer mangelhafter wird, d. h., daß trotz Kinderwunsch immer weniger Kinder gezeugt werden. Dies hat sicherlich seine Gründe in Belastungen durch Umwelt, Streß und Gesellschaft. Aber möglicherweise hat Hildegard von Bingen hier bereits Zusammenhänge erkannt, deren nähere Erforschung lohnen würde.

Es ist selbstverständlich für Hildegard, daß auch junge Mädchen erst dann Verkehr mit einem Mann haben sollten, wenn sie geschlechtsreif sind.

Die Geschlechtsreife

Unter diesem Begriff versteht man das Lebensalter, in dem ein junger Mensch fortpflanzungsfähig wird. Der Eintritt der Geschlechtsreife ist von verschiedenen Faktoren abhängig:
- Klima (in wärmeren Gegenden werden Menschen früher geschlechtsreif als in kühleren Ländern),
- physiologische Faktoren (dazu gehören beispielsweise die Ernährung und Krankheiten),
- gesellschaftliche und individuelle Faktoren.

Bei jungen Mädchen tritt die Geschlechtsreife zwischen dem 11. und 15. Lebensjahr ein, bei Jungen zwischen dem 13. und 16. Lebensjahr.

Geschlechtsreife – also die Möglichkeit zur Fortpflanzung – bedeutet aber nicht, wie Hildegard richtig bemerkt, daß der junge Mensch bereits die körperliche und seelische Reife besitzt, ein Kind zu zeugen, zu empfangen und aufzuziehen. Dies gilt besonders in unserer heutigen Zeit, in der die Geschlechtsreife – genauso wie das Längenwachstum – immer früher einsetzt.

Bei Mädchen zeigt sich die Geschlechtsreife durch das Wachstum der Brüste und eine zunehmende Behaarung der Achselhöhlen und der Schamgegend. Außerdem setzt bei ihnen die monatliche Blutung ein. Bei Jungen erkennt man die Geschlechtsreife ebenfalls an der Behaarung – vor allem am Bartwuchs –, am Stimmbruch sowie an der Fähigkeit zum Samenerguß.

Bei Jungen setzt nach Hildegards Worten die Geschlechtsreife etwa um das 15. Lebensjahr ein. Ab dann empfinde er geschlechtliche Begierde, und es komme auch zu ersten – gewollten oder ungewollten – Samenergüssen. Aber beides sei bei ihm noch nicht ausgereift. Hildegard rät hier zu pädagogischen Maßnahmen, die allerdings dem Kenntnisstand unserer Zeit nicht unbedingt mehr entsprechen:

„Weil sein Samen noch nicht reif ist, muß auf den jungen Mann sehr scharf aufgepaßt werden, damit er seine Lust nicht bei einer Frau oder sonstwie stillt. Denn sonst wird er leicht unvernünftig und uneinsichtig und bekommt ein leidenschaftliches, unbeherrschtes Wesen." (*Causae et Curae*) Körperlich kräftige Jungen seien um das 16. Lebensjahr herum geschlechtsreif, körperlich schwächere junge Männer erst um das 17. Jahr.

Bei Mädchen soll die Geschlechtsreife bereits um das zwölfte Lebensjahr einsetzen. Auch sie spürten dann die geschlechtliche Begierde „und schwitzen leicht den Schaum der Lust unter dem Einfluß ausschweifender Phantasien aus". (*Causae et Curae*) Auch die heranreifenden Mädchen müßten in dieser Phase ihrer Entwicklung nach Hildegards Meinung sorgfältig behütet werden, weil sie sonst „der Sinnlichkeit verfallen". (*Causae et Curae*) Nach Hildegards Worten verliert ein solches Mädchen, wenn es nicht streng behütet wird, „leicht das Gefühl für Anstand und Scham und die rechte Einsicht wegen der vorzeitigen sexuellen Freiheit". (*Causae et Curae*)

Mädchen, die von eher frischer, feuchter Natur sind, erlangten bereits im 15. Lebensjahr ihre Geschlechtsreife, während dies bei schwächlichen, kränklichen Mädchen bis zum 16. Jahr dauern würde.

Die Empfängnis

Über die Empfängnis schreibt Hildegard von Bingen in *Causae et Curae*, daß im Moment der liebevollen Vereinigung das durch Leidenschaft erregte Blut des Mannes kalten Schaum in die Scheide der Frau fließen lasse. Durch ihre „mütterliche Wärme" gerinnt dieser Schleim und entwickelt sich zu einem „blutigen Gebilde". Sie fährt fort:

„Die vier Säfte, die der Mensch von den vier Elementen erhält, bleiben nun in einer ausgewogenen Mischung um diesen Samen, bis er sich zu Fleisch verdichtet und fest wird,
so daß eine menschliche Gestalt daraus gebildet werden
kann wie ein Bildnis."

Sie beschreibt weiterhin, wie sich Adern und Knochen bilden.
Etwa nach einem Monat sei die Ausbildung des werdenden
Kindes sichtbar. Mit dieser Beschreibung nimmt Hildegard
viele Erkenntnisse der modernen Embryologie voraus.

Auch die weitere Entwicklung des werdenden Menschenkindes beschreibt Hildegard sehr detailliert:

„Der Schaum bleibt also ständig in derselben Wärme. Es
wächst dann durch die Absonderung des Trockenen aus der
Nahrung der Mutter zu einer festen kleinen menschlichen
Gestalt heran." (*Causae et Curae*)

Ein wichtiger Punkt für viele Frauen, die aus verschiedenen
Gründen, die hier nicht diskutiert werden sollen, eine Abtreibung
in Erwägung ziehen, ist die Frage: Ab wann ist die Ansammlung
von Körperzellen in meinem Bauch ein beseelter Mensch?
Vom Augenblick der Empfängnis an? Vom dritten Monat an?
Erst im Augenblick der Geburt? Noch gibt es keine verbindli-
che Antwort darauf, denn die Wissenschaft klammert diesen
Aspekt beim ungeborenen Kind weitgehend aus. Vielleicht
kann auch hier Hildegard von Bingen eine neue Diskussions-
grundlage anbieten. Sie meint, daß nach etwa einem Monat der
bis dahin rein körperlich existierende „Zellhaufen" eine Seele
hat und damit zu einem menschlichen Wesen wird. Sie beschreibt dies sehr eindringlich mit folgenden Worten:

„Nun strömt nach Gottes Wille der Hauch des Lebens ein
und berührt dieses Gebilde, ohne daß die Mutter es weiß. ...
Auf diese Weise werden die einzelnen Glieder sanft vonein-
ander gelöst, so wie die Blumen sich in der Sonne entfalten." (*Causae et Curae*)

Aber noch könne sich das werdende Kind nicht bewegen, es liege nur schlafend im Mutterleib. Erst wenn sich die Knochen richtig ausbilden und die Adern so stark werden, daß sie Blut führen können, bewege sich das Kind. Auch hier findet Hildegard wieder einen eindringlichen Vergleich – daß nämlich das Kind sich wie eine Raupe entwickelt:

Die Seele trete „nach dem Willen des allmächtigen Gottes in diese Gestalt ein, stärkt sie, macht sie lebensfähig und wandert überall darin herum wie eine Raupe, die Seide spinnt, von der sie wie in einem Haus bedeckt und eingeschlossen wird". (*Causae et Curae*)

Der „Lebensgeist" forme nun den Körper des Kindes:

„Er achtet auf alle Stellen, wo die Adern sind, trocknet sie aus wie die Innenwände eines Schilfrohrs und fügt sie in das Fleisch ein, das er durch die Wärme seines Feuers zur roten Farbe des Blutes verändert, weil die Seele das Feuer ist." (*Causae et Curae*)

So baue die Seele den Menschen auf, wie ein Mensch sein Haus baut, damit es nicht einstürzt. Zunächst einmal begutachte die Seele ihre „Baustelle", in der sie ihre Werke vollbringen soll, und baue entsprechend dieser Aufgabe den Körper des werdenden Menschenkindes mit auf.

„Sie festigt die körperliche Gestalt, belebt und erleuchtet sie, weil sie auch im Körper wie ein flammendes Feuer ist, das im ganzen Haus und in allen Winkeln leuchtet." (*Causae et Curae*)

Hildegard vergleicht immer wieder die Zeugung eines Kindes mit dem Aussäen von Samenkörnern in die Erde:

„Von der ersten Einpflanzung des Samens wird das Kind durch viele Wechselfälle hin und her getrieben, bevor der Lebensgeist sich in ihm rührt und bevor er in ihm in der rechten Weise wirkt." (*Causae et Curae*)

Unter Empfängnis versteht man im wissenschaftlichen Sinn den Moment, da eine weibliche Eizelle durch eine männliche Samenzelle befruchtet wird. Dabei kommt es zu einer Furchung der Eizelle und als Folge davon zur Entwicklung des Keimes. Vom Sperma ausgeschiedene Stoffe (Lysine) führen zu einer teilweisen Auflösung der Eihülle, während das Eiplasma ein Kolloid ausstößt, das das Eindringen weiterer Spermien verhindert. Dieser Mechanismus funktioniert allerdings nicht immer – so kommt es mitunter zur Geburt zweieiiger Zwillinge.

Welche Frau kennt nicht das Hoffen und Bangen, ob sie schwanger oder nicht schwanger ist? Je nachdem, ob es ein Wunschkind oder ein unerwünschtes Kind ist, werden ihre seelischen Reaktionen ausfallen. Immer aber werden diese das entstehende Leben beeinflussen. Deshalb ist es von besonderer Bedeutung, wie eine Schwangere mit sich und ihrem Kind umgeht. Ob sie es innerlich begrüßt oder ablehnt, kann eine große Bedeutung für die spätere Entwicklung des Kindes haben. Deshalb ist auch – neben der körperlichen Fürsorge für sich selbst und damit für das werdende Kind – das äußere Umfeld von besonderer Bedeutung.

Die Erfahrung lehrt, daß die im Mutterleib heranwachsenden Kinder nicht nur auf die Emotionen der Mutter reagieren, sondern auch auf äußere Einflüsse. Dazu gehört z. B. Musik. Diese Reaktionen des Kindes kann die Mutter dann direkt spüren, wenn das Kind sich zum ersten Mal bewegt (etwa im vierten oder fünften Monat der Schwangerschaft). (Ich kann mich erinnern, daß mein eigenes Kind damals besonders positiv auf Mozart und Tango reagierte) Heftige Beethoven- oder Wagner-Partien sind meistens nicht sehr geeignet, desgleichen Techno-Musik mit ihren heftigen Rhythmen, die schon beim erwachsenen Menschen starke Körperreaktionen (Übelkeit, Herzrasen) auslösen können.

Es gibt eine Theorie, daß Kinder besonders schön und wohlge-
bildet zur Welt kommen, wenn eine werdende Mutter sich Bilder von der Madonna mit dem Jesuskind anschaut. Dies sei
hier unbewiesen weitergegeben. Besonders geeignet sollen die
Gemälde von Raffael sein, die gerade für eine Schwangere immer ein schöner und positiver Anblick sind.

Wichtig ist, sich mit seinem Kind zu unterhalten. Das hilft vor
allem der werdenden Mutter, sich mit ihrer neuen Rolle ausein-
anderzusetzen. Aber auch dem Kind kann dadurch unbewußt
eine „Ursicherheit" eingepflanzt werden, die es in seinem späteren Leben – vor allem in seiner lebensnotwendigen Ausein-
andersetzung mit der Mutter – sehr gut brauchen kann. Sprechen Sie liebevoll zu Ihrem ungeborenen Kind. Sagen Sie ihm,
daß Sie sich auf das neue Leben freuen und alles tun werden,
um ihm auf den Weg ins und durchs Leben zu helfen. Sprechen
Sie auch von Ihren Ängsten und Sorgen, die damit verbunden
sind. Wenn Sie davon ausgehen, daß – wie Hildegard es sagt –
das Leben in Ihrem Leib schon sehr früh beseelt ist, kann hier
eine Seele mit der anderen kommunizieren und viele Dinge an-
legen, die später – wenn Sie Ihrem Kind und allen seinen All-
tagsnöten Auge in Auge gegenüberstehen – so nicht mehr aus-
sprechbar sind.

Gesunde Kinder bekommen
Sehr wichtig ist für Hildegard von Bingen, daß ein Paar, das
gesunde Kinder haben möchte, selbst gesund ist. Sie befürchtet, daß die Nachkommen mancher Paare, die selbst nicht gesund sind, „sehr oft ebenfalls krank und gleichsam voller Fäul-
nis wie ein Stück Holz, das von Würmern zerfressen ist und
vermodert" (*Causae et Curae*) werden könnten.

Damit nimmt sie viele Theorien der modernen Vererbungslehre
vorweg, die allerdings immer noch umstritten sind. (Man denke nur an die während der nationalsozialistischen Zeit prakti-

27

zierte „Zuchtwahl".) Allerdings ist es sicherlich heute für die meisten Paare, die sich ein Kind wünschen, selbstverständlich, daß sie sich gründlich untersuchen lassen – etwa auf ungünstige Erbanlagen, aber auch auf eine Aids-Erkrankung hin.

Sehr interessant ist, was Hildegard von Bingen über einen günstigen Zeitpunkt schreibt, in dem ein Kind empfangen werden kann – und zwar möglichst *kurz vor* Beginn der Monatsblutung.

> „Denn dann öffnen sich die Glieder, die den männlichen Samen aufnehmen sollen, so daß sie nun leichter als zu einer anderen Zeit empfangen." (*Causae et Curae*)

Auch andere Zeitpunkte können günstig für die Empfängnis eines Kindes sein:

> „Auf ähnliche Weise empfangen Frauen leicht, wenn die Monatsblutung zu Ende geht, weil auch dann ihre Glieder noch offen sind." (*Causae et Curae*)

Es ist interessant, daß der Leibarzt der englischen Königin Victoria (1819–1901) genau den gleichen Rat gab – woraufhin sie ihre ebenfalls Victoria genannte Tochter, die später die Frau Friedrichs von Preußen wurde, zur Welt brachte.

Mädchen oder Junge?

Über dieses Thema hat Hildegard ebenfalls recht detaillierte und interessante Theorien, die sich gelegentlich auch im Alltag bestätigen. Wissenschaftlich untermauert sind ihre Angaben allerdings noch nicht.

Hildegard geht in ihrem Werk *Causae et Curae* davon aus, daß die Stärke der Liebe von seiten des Mannes und/oder der Frau ausschlaggebend für das Geschlecht des empfangenen Kindes sein könnte.

- Wenn Mann und Frau sich in der Vereinigung von Herzen liebten, entstünde daraus ein männliches Kind, „weil es so von Gott bestimmt ist". Dieses Kind werde klug und tugendhaft sein.
- Wenn aber nur der Mann in diesem Augenblick diese tiefe Liebe zu seiner Frau empfinde, während sie gleichgültig oder ablehnend sei, werde zwar auch ein männliches Kind empfangen, aber es werde schwach und nicht sehr tugendhaft sein.

Ein männliches Kind kann in beiden Fällen aber nur empfangen werden, wenn der Samen des Mannes „stark" ist. Bereits zu Hildegards Zeiten wußte man darum, daß dieser auch „schwach" sein kann. Während man heute mit diesem Begriff die Zeugungsunfähigkeit des Mannes beschreiben würde, geht Hildegard davon aus, daß aus einer solchen Verbindung das sogenannte schwache Geschlecht, also ein weibliches Kind, entstehen würde.
- Wenn ein Mann mit schwachem Samen und seine Frau im Moment ihrer Vereinigung die gleiche Liebe zueinander empfänden, dann werde nach Hildegards Worten ein „tugendhaftes Mädchen" gezeugt.
- Empfände in diesem Moment aber nur einer der beiden Partner diese Liebe, so entstünde daraus ebenfalls ein weibliches Kind, über dessen Charaktereigenschaften sich Hildegard jedoch nicht weiter äußert.

Selbst die Tatsache, daß Mann und Frau sich einander körperlich ohne innere Liebe nähern können, war Hildegard nicht unbekannt. Welches Geschlecht das aus einer solchen Vereinigung entstandene Kind hat, hängt ihrer Meinung nach von der Stärke oder Schwäche des männlichen Samens ab:
- Ist der Samen des Mannes stark, wird ein männliches Kind empfangen, „aber wegen der Herbheit seiner Eltern wird es herb in seinem Wesen sein". (*Causae et Curae*)

- Ist der Samen des Mannes schwach, entsteht ein Mädchen, das ebenfalls ein herbes Wesen hat.

Wem sieht das Kind ähnlich?

Auch über die Ähnlichkeit mit Vater oder Mutter hat Hildegard von Bingen eine Theorie (bei der man allerdings bedenken muß, daß gerade in den ersten Lebensmonaten und -jahren diese Ähnlichkeit von Tag zu Tag nach dem einen oder anderen Elternteil wechseln kann):

- Ist eine Mutter eher fettleibig, wird das Kind ihr ähnlicher sehen.
- Magere Frauen dagegen brächten eher ein Kind zur Welt, das dem Vater ähnlich sieht.

Geschlechtsorgane

ÜBER DIE Lage und Funktion der männlichen Geschlechts-organe schreibt Hildegard von Bingen in *Causae et Curae* auf sehr anschauliche und bildhafte Weise. Sie vergleicht die Zeugungskraft des Mannes mit einem Wind, der eher feurig als windig ist. Dieser Wind „hat zwei Behälter unter sich, in die er wie in einen Blasebalg hineinbläst. Diese Behälter umgeben den Stamm aller männlichen Kräfte und unterstützen ihn wie kleine Anbauten neben einem Turm, die ihn verteidigen. Wenn sie diesen Stamm in seiner Kraft aufrichten, halten sie ihn fest, und auf diese Weise belaubt sich dieser Stamm mit Nachkom-men.“

Weiterhin beschreibt Hildegard, daß die beiden „Behälter", al-so die Hoden, in eine dünne Haut eingehüllt sind, damit ihre Kraft nicht verlorengeht, denn „diese dient ihnen dazu, das Glied aufrichten zu können".

Die männlichen Geschlechtsorgane

Die sichtbaren Geschlechtsorgane des Mannes sind der Penis und die Hoden. Innerhalb des Körpers befinden sich die Vor-steherdrüse (Prostata), die Samenbläschen und außerdem eine ganze Reihe von Röhren – wie etwa der Samenleiter –, die das ganze System miteinander verbinden. Der männliche Samen bildet sich in den Hoden und wird mit dem Inhalt der Samen-blasen als Samenflüssigkeit (Ejakulat) ausgestoßen. Während eines einzigen Geschlechtsverkehrs gelangen ungefähr 200 Millionen Spermien in die Scheide – aber nur eine einzige die-ser Samenzellen dringt in die Eizelle ein, um sie zu befruchten!

Die weiblichen Geschlechtsorgane

Die äußerlich sichtbaren Geschlechtsorgane der Frau sind die Schamlippen. (Die Brüste sind sog. sekundäre Geschlechtsmerkmale.) Die Keimdrüsen befinden sich in den Eierstöcken, sind also im Innern des Körpers verborgen. Dies ist besonders wichtig, damit ein aus der Vereinigung zwischen Mann und Frau entstandenes Kind geschützt ist – nämlich in der Gebär-mutter.

Im Gegensatz zum Mann produziert die Frau während ihres Lebens keine neuen Keimzellen mehr – sie ist von Geburt an mit dem „vollständigen Satz" ausgestattet. Etwa 600 000 Ei-zellen können in einer Frau heranreifen – und auch befruchtet werden. Dies ist allerdings eine theoretische Bewertung, denn im Durchschnitt reifen während der fruchtbaren Zeit einer Frau nur etwa 400 Eizellen heran.

Empfängnisverhütung

EMPFÄNGNISVERHÜTUNG ist keine Erfindung unserer Zeit. Immer schon versuchten sich Frauen vor unerwünschten Geburten zu schützen. Dabei spielten die „weisen Frauen", die oft auch Hebammen waren, eine wichtige Rolle. Sie wußten um die Zeiten, in denen eine Frau nicht empfangen konnte, und kannten Kräuter und andere Mittel, um eine Empfängnis zu verhüten. Auch Männer versuchten, unerwünschte Schwangerschaften zu verhindern, etwa durch ein Präservativ. So erwähnt Giacomo Casanova (1725–1798) in seinen Memoiren ein aus Tierhaut hergestelltes Präservativ. Es ging allerdings in den meisten Fällen darum, sich nicht mit Geschlechtskrankheiten anzustecken.

Heute gibt es zahlreiche Wege der Empfängnisverhütung:
Die *Pille* ist meistens immer noch das Mittel der Wahl. Wenn die Pille nach einem Gespräch mit dem Frauenarzt richtig gewählt wurde (jüngere Frauen benötigen eine andere hormonelle Zusammensetzung als ältere!) ist dies meistens der sicherste und unproblematischste Weg zur Empfängnisverhütung. Ältere Frauen – vor allem wenn sie rauchen – können durch die Pille allerdings leicht gesundheitliche Probleme (Gefäßverengung) bekommen.
Die *Spirale* ist eine gute Verhütungsalternative, die allerdings vorwiegend für Frauen geeignet ist, die bereits ein Kind geboren haben. Als Nebenwirkungen können Scheidenentzündungen auftreten.
Diaphragma und *Pessar* verschließen den Muttermund gegenüber dem männlichen Samen und verhindern so eine Schwangerschaft. Ein Pessar ist manchmal auch wegen einer Gebärmuttersenkung angebracht – es wird vom Arzt eingesetzt und bleibt über Monate im Körperinnern. Ein Diaphragma da-

gegen muß jeweils vor dem Geschlechtsverkehr eingesetzt werden – was nicht unbedingt lustfördernd ist.

Schaumzäpfchen und *Gele* töten die männlichen Samen ab, sind aber nicht immer zuverlässig. Außerdem fühlen sie sich nicht sehr angenehm an und können dadurch ein Hindernis für eine liebvolle Vereinigung sein. Darüber hinaus können sie zu Reizungen der empfindlichen Schleimhäute im Bereich der Geschlechtsorgane führen.

Kondome sind trotz ihres Aufdrucks nicht immer „gefühlsecht", weil eben der direkte Kontakt nicht vorhanden ist – ein Problem, das allerdings vorwiegend Männer betrifft. Außerdem kann es zu Latexallergien kommen. (Latex ist das Material, aus dem Kondome hergestellt werden.) Andererseits sind Kondome nicht nur ein sehr sicheres Verhütungsmittel – sie schützen zudem vor der Übertragung von Krankheiten, vor allem Aids.

Sowohl Frauen als auch Männer können durch einen *operativen Eingriff* an ihren Sexualorganen verhindern, daß durch den Geschlechtsverkehr ein Kind entsteht. Während der Eingriff beim Mann relativ leicht durchgeführt werden und sogar in den meisten Fällen rückgängig gemacht werden kann, ist die Entscheidung für eine Frau endgültig, denn sie bedeutet einen operativen Eingriff in für die Empfängnis wichtige Organe.

Eine empfängnisverhütende Methode, die von der katholischen Kirche gutgeheißen wird, ist die sogenannte *Kalendermethode*. Hier werden die fruchtbaren und unfruchtbaren Tage einer Frau beachtet. Dementsprechend findet dann der Geschlechtsverkehr statt – je nachdem, ob ein Kind erwünscht ist oder nicht. Heute wird diese Methode durch die Beobachtung des Cervixschleims ergänzt, die meistens einen zutreffenderen Befund liefert als der Kalender. Erleichtert wird das Verfahren durch vereinfachte Meßmethoden und sogar Computerprogramme. (Mehr zu den Themen „Basaltemperaturmessung", „Schleimbestimmung" und „Ovulationstest" (s. Seite 39).

In *Causae et Curae* gibt Hildegard von Bingen einen sehr interessanten Hinweis zur „mentalen" Empfängnisverhütung. Sie ist der Meinung, daß erst dem Gedanken die Tat folgt:

„Im Menschen gibt es den Willen, die Überlegung, das Vermögen und das Einverständnis."

Der Mensch hat den Willen, dieses oder jenes zu tun. Daraufhin folgt die Überlegung, die überprüft, ob eine Sache angemessen ist oder den Umständen (emotionaler oder anderer Natur) widerspricht. Wichtig ist das Vermögen, das Vorgenommene überhaupt durchzuführen (in diesem Fall z.B. Geschlechtsreife, Orgasmusfähigkeit, „starker" oder „schwacher" Samen). Am bedeutsamsten ist wohl das vierte Kriterium: das Einverständnis. Nur wenn beide Partner einverstanden sind, kann es zu einer liebevollen Vereinigung kommen, die die mögliche Entstehung eines Kindes mit einbezieht.

Unfruchtbarkeit

ZU ALLEN Zeiten war Unfruchtbarkeit ein Makel, der vor allem die Frau traf. Es ist interessant, daß Hildegard sich in dieser Hinsicht überhaupt nicht äußert, sondern einfach je ein Rezept für den Mann und für die Frau angibt. In unserer Zeit sind die Probleme sehr viel komplexer geworden, mit denen Paare, die sich ein Kind wünschen, zu tun haben:

Es ist eine wissenschaftlich nachgewiesene Tatsache, daß die Zeugungsfähigkeit der Männer nachläßt. Gründe sind u.a. Umweltbedingungen und Streß.

Frauen sehen ihre endgültige und einzige „Bestimmung" heute nicht mehr unbedingt in der Mutterschaft. Sie beenden ihre Ausbildung, machen berufliche Karriere. So kann ebenfalls eine Streß-Situation entstehen, die hinderlich sein mag, wenn sie sich ein Kind wünschen.

Problematisch sind sicherlich zudem auch die Möglichkeiten der modernen Medizin, durch künstliche Befruchtung – also durch eine Befruchtung, die nicht durch den direkten Liebesakt stattfindet – ein Kind zu zeugen. Im Grunde ist dadurch „alles" möglich geworden: Kinder werden im Reagenzglas empfangen, der Samen des Partners oder eines Spenders wird in die Gebärmutter der Frau übertragen, Kinder werden durch „Leihmütter" ausgetragen – Möglichkeiten, die Hildegard von Bingen sich nicht einmal ausmalen konnte, weil sie zu ihrer Zeit undenkbar waren.

Unfruchtbarkeit gab es zu allen Zeiten. Man denke nur an die biblische Geschichte von Abraham, dessen Frau Sarah erst im hohen Alter schwanger wurde. Auch heute wissen Ärzte wenig über die Gründe, sofern es sich nicht um organische Ursachen handelt. Neben Umweltbelastungen durch Schadstoffe in der Luft und in der Nahrung und Streß im Berufs- oder Familienleben sind meistens die folgenden Ursachen ausschlaggebend für die Unfruchtbarkeit.

Ursachen für die Unfruchtbarkeit des Mannes:
- Es werden kein oder zu wenig Samen produziert;
- die Samen haben eine zu geringe Beweglichkeit;
- der Weg des Spermas ist verklebt – z. B. durch Infektionen, Bakterien oder Hormonstörungen;
- Hodenhochstand;
- Chromosomenstörungen;
- übermäßiger Alkohol- oder Nikotinkonsum;
- Medikamente (z. B. Anabolika und Neuroleptika).

Interessant ist, daß nach neuesten Forschungen mindestens bei einem Drittel aller Fälle von Unfruchtbarkeit die Ursache beim Mann liegt. Deshalb sollten sich Männer unbedingt von einem Andrologen (für männerspezifische Krankheiten zuständiger Hautarzt oder Urologe) untersuchen lassen. Eine Spermaanalyse gibt dem Arzt Auskunft über die Beschaffenheit der Samenzellen. Durch operative Eingriffe (oft ambulant durchführbar) und/oder gezielt eingesetzte Hormonpräparate und andere Medikamente lassen sich viele solcher Störungen häufig beheben.

Ursachen für die Unfruchtbarkeit der Frau:
- Hormonstörungen;
- Medikamente, die z. B. bei Menstruationsstörungen eingesetzt werden, oder die Pille;
- zuviel Alkohol und Nikotin;
- Eileiterverschluß;
- eine Fehlfunktion der Eierstöcke;
- Übergewicht oder Untergewicht (beides kann zu Hormonstörungen führen);
- Erkrankungen der Gebärmutter;
- psychische Probleme wie Streß und Überbelastung.

Frauen, die trotz Kinderwunsch nicht schwanger werden können, sollten einen Gynäkologen aufsuchen, um abzuklären, ob
eine dieser Ursachen vorliegt. Oft kann durch operative Eingriffe, Hormongaben oder andere Medikamente geholfen werden.

Häufig hilft es schon, die „fruchtbaren Tage" zu erkennen, also
jene Tage, an denen eine Empfängnis am wahrscheinlichsten
ist. Die folgenden Methoden dienen dazu, den Eisprung festzu-
stellen – also jene kurze Phase, in der eine Befruchtung möglich ist.

Basaltemperaturmessung

Überprüfen Sie morgens beim Aufwachen (also noch vor dem
Aufstehen) mit einem speziellen Digitalthermometer (in der
Apotheke erhältlich) Ihre Körpertemperatur.
In der ersten Zyklushälfte liegt die Körpertemperatur etwa um
36,5 Grad Celsius. Ein bis zwei Tage nach dem Eisprung steigt
sie um etwa 0,3 Grad an. Wenn Sie über mehrere Monate Ihre
Temperaturkurve aufzeichnen, können Sie den Tag des Eisprungs erkennen: Steigt die Temperaturkurve etwa am 16. Tag
an, findet der Eisprung am 14. oder 15. Tag statt. In diesen
Stunden ist dann die Wahrscheinlichkeit einer Empfängnis am
größten.

Schleimbestimmung

Der Cervixschleim – ein Sekret, das im Gebärmutterhals (Cer-
vix) gebildet wird und in der Vagina spürbar ist – verändert
seine Konsistenz während des Zyklus. Gewöhnlich ist er weiß-
lich fest. Gegen Mitte des Zyklus – zum Zeitpunkt des Eisprungs – wird er durchsichtig und flüssig. In dieser Zeit ist die
Frau empfängnisbereit.

Ovulationstest

Sehr viel zuverlässiger als die beiden bisher genannten Methoden sind Tests zur Vorherbestimmung des Eisprungs. Das Test-Set erhalten Sie in der Apotheke. Je nach System wird Speichel, Cervixschleim oder auch ein Tropfen Urin auf einen Teststreifen oder unter ein Minimikroskop gegeben. An der Struktur oder Färbung läßt sich dann erkennen, ob das eisprungauslösende Hormon angestiegen ist und damit die „fruchtbaren Stunden" begonnen haben.

Hilfreich ist auf jeden Fall die innere und äußere Entspannung. Wenn der bisher unerfüllte Kinderwunsch nicht zum zentralen Punkt des Lebens (und Miteinander-Lebens!) wird, wird die Anspannung durch eine oft überzogene Erwartungshaltung nicht unerträglich groß. Es gibt zahlreiche Paare, die nach der Adoption eines Kindes oder mehrerer Kinder – also nach dem Zur-Ruhe-Kommen dieser Erwartungshaltung – eigene Kinder bekamen.

Hildegards Rezepte gegen Unfruchtbarkeit waren – technisch gesehen – sicherlich wesentlich simpler, aber möglicherweise nicht so effektiv.

Hildegards Rezept gegen die Unfruchtbarkeit des Mannes

Zutaten:
3 Teile Haselkätzchen
1 Teil Mauerpfeffer
etwas schwarzer Pfeffer

Zubereitung und Anwendung:
„Das alles koche er mit der Leber eines jungen Ziegenbocks, der bereits geschlechtsreif ist, unter Zugabe von etwas rohem, fettem Schweinefleisch. Dann soll er die Kräuter herausnehmen und das Fleisch essen. Auch soll er Brot in diese Brühe tunken." (*Causae et Curae*)

Diese Mahlzeit soll ein Mann zu sich nehmen, bis er seine Zeugungskraft wiedererlangt hat – „falls die gerechte Entscheidung Gottes dies erlaubt". (*Causae et Curae*)

Einer unfruchtbaren Frau empfiehlt Hildegard von Bingen das folgende Rezept:

> „Nimm die Gebärmutter eines Lammes oder einer Kuh, die geschlechtsreif und dabei noch unberührt ist, so daß sie also nicht trächtig ist und auch nicht gewesen ist. Koche sie mit Speck, mit anderem fettem Fleisch und mit Fett, und gib dies der Frau zu essen, wenn sie mit dem Gatten vereint ist oder bald vereint sein wird." (*Causae et Curae*)

Ihre Erklärung für die Wirksamkeit des Rezeptes ist, daß sich die Säfte von der Gebärmutter des Tieres mit denen der Gebärmutter der Frau verbänden und diese stärkten.

Beide Rezepte sind sicherlich nicht unbedingt hilfreich und wirksam. Schon die Homöopathie sagt, daß man „Ähnliches mit Ähnlichem heilen" kann – aber ob die Ziegenbockleber und

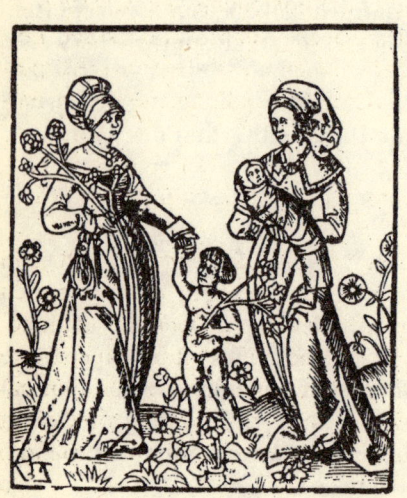

die Gebärmutter eines Schafes bei Unfruchtbarkeit die gewünschten Wirkungen erzielen, das ist doch recht fraglich. Selbst Hildegard merkt an, daß die Fruchtbarkeit durch diese „Diät" nur mit dem Willen Gottes zurückkehren kann:

„Es kommt nämlich sehr oft durch Gottes Entscheidung vor, daß den Menschen die Zeugungskraft verlorengeht!" (*Causae et Curae*)

Schwangerschaft

BIS IN unsere aufgeklärte Zeit hinein ist die Schwangerschaft noch immer ein großes Geheimnis. Zwar wissen wir durch Filme, Fotos und wissenschaftliche Literatur über jede einzelne Phase der Entwicklung eines werdenden Kindes Bescheid. Bei den Ultraschalluntersuchungen können wir unser eigenes Kind auf dem Bildschirm beobachten und sogar Bilder von ihm mit nach Hause nehmen. Trotzdem ist das Entstehen menschlichen Lebens auch heute noch ein Wunder für die werdenden Eltern.

Im Mittelalter, als man kaum etwas über die physiologischen Zusammenhänge wußte, waren Schwangerschaft und Geburt natürlich noch viel stärker von der Aura des Geheimnisvollen und Wunderbaren umgeben. Obwohl Hildegard diese Empfindungen durchaus teilt, ergänzt sie sie durch ihre wissenschaftliche Sicht, die für ihre Zeit durchaus erstaunlich ist. Es gab damals noch keine Möglichkeiten der Forschung, wie wir sie heute durch die moderne Technik haben. Auch durften keine Leichen geöffnet werden, um nähere Kenntnisse über das Körperinnere zu erlangen und so bessere Behandlungsmethoden entwickeln zu können.

Hildegard von Bingen beschreibt die Entwicklung des werdenden Kindes folgendermaßen:
Nach der Empfängnis wächst um die werdende Gestalt „ein Häutchen, das sie umgibt und zusammenhält, damit sie sich nicht hin- und herbewegen oder fallen kann. Denn das geronnene Blut sammelt sich dort, so daß diese Gestalt in seiner Mitte ruht wie der Mensch im Wohnraum seines Hauses. In ihm hat sie Wärme und Beistand, und in ihm wird sie bis zur Geburt von dem dunklen Blut von der Leber der Mutter ernährt".
(*Causae et Curae*)

Auch wenn diese Angaben nicht in allen Punkten unseren heutigen Erkenntnissen standhalten können – etwa, daß es das Blut der mütterlichen Leber sei, durch welches das Kind ernährt werde –, gibt Hildegard doch eine präzise Beschreibung der Vorgänge in der Gebärmutter.

Unter einer Schwangerschaft versteht man im medizinischen Sinne die Zeitspanne zwischen der Einnistung einer befruchteten Eizelle in die Gebärmutter der Frau und der Geburt. Biologisch gesehen beginnt die Entwicklung des Kindes allerdings bereits mit der Besamung der Eizelle und der nachfolgenden Befruchtung.

Wenn man einen durchschnittlichen Menstruationszyklus von 28 Tagen annimmt, erreicht das befruchtete Ei die Gebärmutterhöhle gewöhnlich am 18. Tag. Die Einnistung des befruchteten Eis in die vorbereitete Gebärmutterschleimhaut beginnt etwa am 22. Tag und ist am 27. Tag beendet. Vier Tage später wird das werdende Kind an die mütterlichen Blutgefäße angeschlossen. Während der folgenden Zeit bildet der weibliche Körper verschiedene Hormone, die das Heranwachsen und Überleben des Keimes sicherstellen.

Während der Schwangerschaft unterliegt der Körper der werdenden Mutter – teilweise durch die hormonellen Umstellungen – verschiedenen Veränderungen.
- Die Menstruation bleibt aus.
- Der Leibesumfang nimmt zu.
- Oft kommt es zu bräunlichen Gesichtsflecken (Schwangerschaftspigmentierung).
- Eine der lästigsten Erscheinungen ist das morgendliche Erbrechen, das aber meistens auf die ersten drei Schwangerschaftsmonate beschränkt ist.
- Mitunter kommt es zu nervösen Störungen.

- Die Scheidenoberfläche verfärbt sich bläulich und wirkt aufgerauht.
- Die Brüste schwellen an. Manchmal kommt es schon längere Zeit vor der Geburt zur Vormilchbildung.
- Etwa ab der 16. Schwangerschaftswoche sind die Bewegungen des Kindes spürbar.
- Die Muskelmasse der Gebärmutter nimmt zu, ihre Durchblutung verstärkt sich.
- Aufgrund des Volumens, das das Kind einnimmt, verlagert sich das Herz der Mutter. Außerdem vergrößert es sich während dieser Zeit.
- Durch die Zunahme des Venendrucks kann es während der Schwangerschaft zu Krampfadern kommen.
- Die Gewichtszunahme beträgt während einer Schwangerschaft normalerweise zwischen 10 und 12 Kilogramm. (Davon entfallen auf das ausgetragene Kind 3–3,5 Kilogramm, auf das Fruchtwasser in der Fruchtblase und den Mutterkuchen 1,5–2 Kilogramm, auf die vergrößerte Gebärmutter 1 Kilogramm, auf die Brüste 0,5–1 Kilogramm, auf die Flüssigkeitsansammlungen etwa 0,4 Kilogramm.)

Die Schwangerschaft endet mit der Geburt des Kindes und der folgenden Nachgeburt etwa um den 280. Tag nach dem ersten Tag der letzten Menstruation. Dies entspricht etwa neun Kalender- und zehn Mondmonaten. Interessanterweise wird in der Schwangerschaft nach Mondmonaten, also der Zeit eines normalen Menstruationszyklus berechnet.

Hildegard von Bingen beschreibt weiterhin, daß das Kind so lange in diesem „Gefäß" eingeschlossen bleibt, „bis die Vernunft in ihm voll ausgebildet ist und ausbrechen möchte. Daher kann und darf es nicht länger eingeschlossen bleiben und schweigen, weil das Kind im Mutterleib nicht schreien kann". (*Causae et Curae*) In diesem Augenblick sei also der Zeitpunkt der Geburt gekommen.

Übrigens rät Hildegard von Bingen von einer Schwangerschaft vor dem 20. Lebensjahr ab. Ihrer Ansicht nach ist der weibliche Körper dann noch nicht ausreichend ausgereift.

> „Wenn aber eine Frau vor ihrem zwanzigsten Lebensjahr ein Kind empfangen hat, so ist dies entweder auf die übergroße Hitze ihrer leidenschaftlichen Natur oder der ihres Mannes oder auf zu häufigen Geschlechtsverkehr zurückzuführen." (*Causae et Curae*)

Hildegard befürchtet, daß ein so entstandenes Kind krank und schwächlich zur Welt kommen könnte.

Was Sie während Ihrer Schwangerschaft für sich selbst tun können:

Gerade eine Erstschwangerschaft gibt Anlaß zu Ängsten und Befürchtungen und zu einer verstärkten Selbstbeobachtung. Dies ist ganz natürlich und auch richtig. Bedenken Sie aber immer, daß eine Schwangerschaft (genauso wie die Menstruation) keine Krankheit, sondern ein ganz natürlicher Prozeß ist.

Nehmen Sie die Beschwerlichkeiten (Übelkeit, zunehmende Schwerfälligkeit, Rückenschmerzen usw.) so gelassen wie möglich hin. Das alles geht bald vorbei – und wird dann schnell vergessen sein, wenn Sie sich über Ihr neugeborenes Kind freuen.

Nehmen Sie alle Untersuchungstermine gewissenhaft wahr. Dadurch können alle Veränderungen in Ihrem eigenen Körper und im Körper des werdenden Kindes abgeklärt und möglichen Gefährdungen rechtzeitig begegnet werden.

Bedenken Sie, daß Ihr Kind über die Plazenta an Ihren Blutkreislauf angeschlossen ist. Vermeiden Sie deshalb Nikotin und Alkohol. Beides kann bei Ihrem Kind zu schweren gesundheitlichen Störungen führen! Auch bei der Einnahme von Medikamenten sollten Sie vorher mit Ihrem Arzt Rücksprache halten.

Früher sagte man, daß eine Schwangere „für zwei" essen müsse. Mengenmäßig ist dies sicherlich nicht zutreffend. Aber die Zusammensetzung der Ernährung muß sich nach den veränderten Bedürfnissen der Schwangeren und der zusätzlichen Ernährung des Kindes richten.

Grundsätzlich gilt, daß Sie sich ganz normal ernähren – mit einer ausgewogenen, abwechslungsreichen und vitaminreichen Kost.

Berücksichtigen Sie dabei den erhöhten Mineralstoff- und Eiweißbedarf! So ist z. B. der Kalziumbedarf einer Schwangeren durch den Knochenaufbau des werdenden Kindes auf 1,5 Gramm täglich gesteigert. Dieser Mehrbedarf kann vor allem durch Milch und Milchprodukte gedeckt werden. Auch der Eisenbedarf ist im letzten Drittel der Schwangerschaft erhöht. Empfehlenswert sind die reichliche Aufnahme von Obst und Gemüse sowie eine Steigerung der Eiweißzufuhr (Fleisch, Hülsenfrüchte usw.) um 100 Gramm täglich.

Zusatzpräparate (Eisen-, Kalzium- und Vitamintabletten) sollten nur nach ärztlicher Empfehlung eingenommen werden!

Der Energie- und damit der Nahrungsbedarf erhöht sich in der zweiten Schwangerschaftshälfte um etwa 20 Prozent – das entspricht etwa 300 Kalorien pro Tag.

Falls Sie Haustiere (vor allem Kaninchen oder sonstige Nager) haben, sollten Sie einen Toxoplasmosetest durchführen lassen, um sicherzugehen, daß Sie sich nicht mit einer Krankheit infiziert haben, die das Kind gefährden kann.

Bewegung ist vor allem in der Schwangerschaft wichtig! Gehen Sie häufig spazieren, aber ohne sich dabei zu überanstrengen. Sie dürfen auch schwimmen und radfahren. Über alle anderen Sportarten sprechen Sie zunächst mit Ihrem Arzt. Empfehlenswert ist eine spezielle Schwangerschaftsgymnastik, die außerdem auf die Geburt vorbereitet. Fragen Sie Ihren Arzt danach, oder erkundigen Sie sich bei Ihrer Volkshochschule.

Vermeiden Sie während der Schwangerschaft schweres Heben oder Tragen. Durch solche Überanstrengungen könnte es zu Blutungen kommen, die das werdende Kind gefährden.

Achten Sie auf einen geregelten Stuhlgang. Verstopfung kann die Lage der Gebärmutter beeinflussen, und ein zu heftiges

Pressen könnte dem Kind schaden. Fragen Sie Ihren Heilpraktiker oder Arzt nach geeigneten natürlichen Heilmitteln.

Achten Sie auf Ihre Hautdurchblutung. Dazu gehören Vollbäder, die Körpertemperatur haben sollten, außerdem sanfte Bürstenmassagen und Waschungen mit einem angefeuchteten Waschlappen.

Wichtig ist eine bequeme, nicht einengende Kleidung. Die moderne Umstandsmode bietet da viele Möglichkeiten. Achten Sie außerdem darauf, daß Ihre Miederwaren (BH, Slip, Strumpfhosen) nicht einengend sind. Das gleiche gilt für die Schuhe, da während der Schwangerschaft die Füße leicht anschwellen.

Geschlechtsverkehr während der Schwangerschaft kann besonders zärtlich und befriedigend sein und bringt die werdenden Eltern noch näher zueinander. Erst im letzten Monat sollte man wegen der möglichen Infektionsgefahr, die das Kind gefährden könnte, darauf verzichten.

Geburt

Während über die Entwicklung des Kindes im Mutterleib zu Hildegards Zeiten allgemein noch wenig bekannt war, wußte man über den Vorgang der Geburt sehr gut Bescheid. Das lag zum einen daran, daß die meist ländliche Bevölkerung immer wieder mit Tiergeburten zu tun hatte, wobei oft auch helfend eingegriffen werden mußte. Zum anderen aber mußten die Frauen sich selbst untereinander helfen – mit ihrer Erfahrung, ihrem Wissen und Können. Hebammen und Geburtshelfer gab es noch nicht.

Hildegard von Bingen beschreibt die Geburt sehr präzise:
   „Wenn die Geburt bevorsteht, zerreißt das Gefäß, in welchem das Kind eingeschlossen ist ... und alle Winkel der Behausung des weiblichen Körpers geraten aus ihrer Lage. Alle Verbindungen im weiblichen Körper kommen dieser verändernden Kraft entgegen, nehmen sie auf und öffnen sich. So verhalten sie sich, bis das Kind herauskommt. Dann schließen sie sich wieder, wie sie vorher waren."
   (*Causae et Curae*)

Hildegard beschreibt aber auch die seelische Befindlichkeit einer Frau bei der Geburt:
   „Wenn das Kind aus der Frau herauskommen soll, dann wird sie von einem so großen Schrecken erfaßt und von einem so großen Zittern, daß sie dadurch erbebt, daß die Gefäße überreichlich Blut verströmen, daß alle ihre Gelenke schmerzen und sich unter Tränen und Schreien lösen."
   (*Causae et Curae*)

Die Geburt (auch als Niederkunft oder Entbindung bezeichnet) tritt als Abschluß der Schwangerschaft in der Regel in einem Zeitraum um den 270. Tag nach der Befruchtung oder um den

280. Tag nach dem ersten Tag der letzten Menstruation ein. Allerdings kann es zu Früh- und Spätgeburten kommen, die in den meisten Fällen für das Kind nicht gefährlich sind.

Der Geburtsbeginn wird durch die Wirkung verschiedener Hormone ausgelöst und könnte den folgenden Verlauf haben:
Zunächst setzen anhaltende, regelmäßige Wehen im Abstand von etwa zehn Minuten ein (Eröffnungswehen). Diese führen dadurch, daß sie das Kind gegen den Gebärmutterausgang drücken, zu einer Weitung von Gebärmutterhals und Muttermund.
Danach kommt es in den meisten Fällen zum Blasensprung, d.h. die Fruchtblase platzt und läßt das Fruchtwasser ausfließen.
Nun folgt die sog. Austreibungsperiode. Dabei wird das Kind schrittweise durch den Geburtskanal (Gebärmutterhals) gepreßt. Diese Phase wird durch die Preßwehen unterstützt. Wenn die Wehen nicht stark genug sind, werden eventuell Wehenmittel verabreicht.
Da der Damm – also die Verbindung zwischen Scheide und After – beim Durchtritt des kindlichen Kopfes extrem stark gedehnt wird, muß dieser Bereich durch spezielle geburtshelferliche Griffe abgestützt werden. Häufig wird vorsorglich ein Dammschnitt gemacht, um ein Einreißen zu vermeiden. Viele Geburtshelfer sind allerdings der Meinung, daß ein natürlicher Riß schneller verheilt als ein Schnitt – der mitunter auch voreilig vorgenommen wird.
Nach weiteren Wehen kommt es zum vollständigen Austritt des Kindes, das dann durch Abnabeln vom Mutterkuchen und damit von der Mutter getrennt wird.
Die Nachgeburtsphase kann bis zu zwei Stunden dauern. Dabei wird durch die Nachwehen der Mutterkuchen mit den Eihäuten, dem Rest der Nabelschnur und der obersten Schleimhautschicht als Nachgeburt ausgestoßen. Diese werden von Hebamme und Arzt auf ihre Vollständigkeit überprüft. Falls

nämlich nicht die gesamte Nachgeburt ausgestoßen wird, kann es zu starken Blutungen oder zu Infektionen kommen.

Nach der Geburt wird das Neugeborene eingehend untersucht und dann – der ebenfalls gründlich untersuchten Mutter – in die Arme gelegt.

Die Dauer einer Geburt ist außerordentlich schwankend. Durch die fortgeschrittenen Methoden der Geburtshilfe und den Einsatz von Wehenmitteln hat sie sich in unserer Zeit sehr verkürzt. Während in früheren Zeiten eine Frau manchmal bis zu drei Tage in den Wehen lag und sich noch zu Anfang unseres Jahrhunderts eine Geburt meistens über 18–20 Stunden erstreckte, rechnet man heute bei Erstgebärenden mit 12–14, bei Frauen, die schon Kinder geboren haben, mit 5–8 Stunden.

Von Vorteil ist es auf jeden Fall, wenn eine Frau nicht nur die Vorsorgeuntersuchungen wahrnimmt, sondern sich aktiv auf die Geburt vorbereitet. So kann sie durch die richtige Atemtechnik die Wehen unterstützen und eine schnellere und meistens auch schmerzfreiere Geburt erleben. Es hilft, wenn ihr der Vater des Kindes zur Seite steht. Dies sollte allerdings nicht zum Dogma gemacht werden, sondern individuell entschieden werden.

Eine sehr schöne Erklärung gibt Hildegard von Bingen dafür, warum ein Neugeborenes schreit:

> „Wenn das Kind herausgekommen ist, bricht es alsbald in Weinen aus, weil es die Finsternis der Welt spürt. Denn wenn Gott die Seele in den menschlichen Körper sendet, ist das Bewußtsein in ihr so, als wenn es schliefe. Aber wenn sie in den Körper eingedrungen ist, wird das Bewußtsein darin geweckt, wenn sie sich in das Fleisch und in die Blutgefäße einfügt." (*Causae et Curae*)

Bei einer Geburt kann es zu Komplikationen kommen, die nicht zuletzt ihre Ursache in der Konstitution der Schwangeren hätten. Deshalb sei es sehr wichtig, daß eine Frau nicht zu dick sei, damit der Geburtsweg nicht behindert wird.

Auch schädliche Säfte, die zu gichtartigen Beschwerden führten, könnten den Geburtsvorgang so stark behindern, daß das Kind nur unter sehr großen Schmerzen zur Welt komme. Manchmal ersticke das Kind dabei.

Hildegard rät in solchen Fällen davon ab, der Frau zu diesem Zeitpunkt Arzneien zu verabreichen, die gegen die überschüssigen schädlichen Säfte oder auch gegen die Fettleibigkeit wirken sollen. Sie schreibt dazu:

„Während des Austritts des Kindes darf man ihr wegen der Gefahren für dieses Kind bei der Geburt keine Arzneien geben, welche schädliche und überschüssige Säfte bekämpfen. Denn wie ein Mensch ersticken würde, wenn man ihn in die Erde vergraben würde, so würde auch das Kind durch die starke Wirkung und den Duft der aromatischen Mittel und Kräuter ersticken, wenn man sie dann anwendet, wenn der Austritt des Kindes unmittelbar bevorsteht." (*Causae et Curae*)

Hierbei bezieht sich Hildegard offensichtlich auf die damals üblichen Räucherungen, die oft nicht nur aus medizinischen Gründen durchgeführt wurden, sondern die auch böse Geister vertreiben sollten, die Mutter und Kind schaden könnten.

Eher soll man mit Hilfe von Gebeten und der Edelsteintherapie zu helfen versuchen. So empfiehlt sie etwa den Sarder (Näheres über die Eigenschaften dieses und anderer Steine finden Sie im Band *Edelsteintherapie*).

Wenn eine schwangere Frau nicht gebären kann, dann soll man mit dem Sarder um ihre beiden Lenden streichen und dabei das folgende Gebet sprechen:

„So wie du, Stein, auf Gottes Geheiß im ersten Engel er-
strahltest, so gehe du, Kind, als strahlender Mensch hervor
und bleibe in Gottes Gnade." (*Physica*)
Danach soll der Stein an die Scheide gehalten werden mit dem
folgenden Gebet:
„Öffnet euch, Wege und Pforte, in jener Erscheinung, durch
die Christus als Gott und Mensch zum Vorschein kam und
die Riegel der Hölle öffnete, so gehe auch du, Kind, durch
diese Pforte hinaus, ohne daß du stirbst und ohne daß deine
Mutter stirbt." (*Physica*)
Danach soll man den Sarder in ein Tuch oder einen Schal legen
und damit die Gebärende umgürten.

Ein anderer Edelstein, der vor allem gegen das Böse (in diesem
Fall personifiziert durch die Schlange) schützen soll, das Mutter und Kind während der Geburt und im Kindbett betreffen
kann, ist der Jaspis. Hildegard von Bingen empfiehlt, daß eine
Frau während der Geburt einen Jaspis fest in der Hand halten
soll, um sich vor diesen schädlichen Einflüssen zu schützen:
„Denn die Zunge der alten Schlange streckt sich aus nach
dem Schweiß des Kindes, das aus dem Mutterschoß austritt. Daher stellt sie dem Kind und der Mutter zu dieser
Zeit nach." (*Physica*)

Man kann sicherlich darüber diskutieren, ob Hildegards Theorie über die Abwehr des Bösen durch den Jaspis zutrifft – sicher ist auf jeden Fall, daß ein Edelstein, den man in schwierigen Situationen in der Hand hält, immer etwas von seinem
Kraftfeld mitteilt. Nicht von ungefähr gibt es die „Hand-
schmeichler" – Steine, die man bei Nervosität, Anspannung,
Müdigkeit usw. in der Hand hält und die durch die Körperwär-
me ihre eigene Kraft entfalten und weitergeben können. In Ir-
land kennt man ja bereits seit Urzeiten die sog. *worrying sto-
nes*, die „Sorgensteine", auf die man seinen ganzen Kummer
übertragen kann.

Ein Versuch mit dem Jaspis während der Geburt wird auf jeden Fall nie schaden, kann aber nützen.

Schwieriger durchzuführen – und auch fraglicher in der tatsächlichen Wirkung – ist ein anderer Rat, den Hildegard von Bingen Frauen gibt, die eine schwere und langwierige Geburt haben. In ihrer *Physica* empfiehlt sie nämlich, eine Stunde lang ein Löwenherz auf den Nabel der Frau zu legen – „und das Kind wird sich bald von ihr lösen und austreten".

Bei Hausgeburten kann mit Zustimmung des Arztes oder der Hebamme die folgende Anwendung eingesetzt werden, um einer Frau die Geburt zu erleichtern:

Fenchel-Haselwurz-Kompresse

Als sanftes Mittel gegen die Schmerzen bei einer schwierigen Geburt empfiehlt Hildegard von Bingen, milde Kräuter wie Fenchel und Haselwurz aufzulegen.

Zubereitung und Anwendung:
Dazu werden je 2 Handvoll Fenchel und Haselwurz etwa 10 Minuten lang in Wasser gekocht.
Dann die Kräuter abtropfen und etwas abkühlen lassen (wegen der Verbrennungsgefahr), in Leinentücher geben und diese auf die Oberschenkel und den Rücken der Frau legen.
Hildegards Erklärung zur Wirksamkeit dieser Kompressen:
„Die schädlichen kalten Säfte, die in der Frau vorhanden sind, ziehen die Geburtswege während der Schwangerschaft manchmal zusammen und verschließen sie. Wenn aber die milde Wärme des Fenchels und der Haselwurz in weichem Wasser auf dem Feuer angeregt und dann auf den Schenkeln und dem Rücken der Frau eine Auflage gemacht wird, weil sie an diesen Stellen mehr als an allen anderen unter der Verengung leidet, regen diese Mittel diese Körperteile dazu an, sich zu öffnen." (*Causae et Curae*)

Die Blutung bei der Geburt, mit der das Kind austritt, vergleicht Hildegard mit einem hochwasserführenden Fluß:

"So führt auch dieser Steine und Hölzer mit seiner Strömung mit sich fort." (*Causae et Curae*)

Aber die Blutung ist nicht mit dem Geburtsvorgang beendet, sondern dauert noch einige Zeit an, die bei der einen Frau länger, bei der anderen kürzer sein kann. Hildegard erklärt dies damit, daß manche Frauen von Natur aus trocken sind und nicht so viele Säfte haben – bei diesen vollzieht sich diese "Reinigung" in kurzer Zeit. Bei Frauen, die von Natur aus feucht sind und reichlich Säfte haben, dauert dieser Prozeß entsprechend länger.

Diese Blutungen – der sogenannte Wochenfluß – halten etwa sechs Wochen lang an. In den allerersten Tagen sind sie rein blutig. Danach sind sie blutig-wässerig. In der zweiten Woche ist der Wochenfluß gelblichweiß.

Zur Desinfektion und Beruhigung der gereizten Schleimhäute empfiehlt sich häufiges Wechseln der Binden (wie während der Menstruation) und das Spülen des Scheidenbereiches mit einer Lösung von Wasser und Kamillentinktur oder starkem Kamillentee. Da der Scheidenbereich in dieser Zeit gegen Infektionen besonders anfällig ist, ist äußerste Hygiene geboten. Außerdem sollte während dieser Zeit natürlich auf Geschlechtsverkehr verzichtet werden.

In der zweiten Woche nach der Geburt können leichte gymnastische Übungen durchgeführt werden, die die Rückbildung der Organe unterstützen können und eine Erschlaffung der Bauchdecke verhindern helfen. Manche Krankenhäuser empfehlen diese Übungen schon kurz nach der Geburt. Erkundigen Sie sich bei Ihrem Arzt oder Ihrer Hebamme.

Nicht nur der Körper muß dabei unterstützt werden, wieder in seinen Normalzustand zurückzukehren. Viel mehr noch braucht die Seele der jungen Mutter Hilfe. Es ist eine typische Erscheinung, daß junge Mütter etwa fünf Tage nach der Geburt deprimiert und traurig sind und sie jedes unbedachte Wort in Tränen zerfließen läßt. Dabei handelt es sich um einen durchaus normalen Zustand, den die Medizin als „Postnatale Depression" bezeichnet. Hierfür sind vor allem zwei Faktoren verantwortlich:

Zum einen kommt es durch die Geburt zu einer sehr starken hormonellen Umstellung, die für die Frau nicht ohne weiteres zu verkraften ist. Aber auch im Gefühlsbereich erfolgt eine gravierende Umstellung. Während neun Monate lang das Kind innerhalb ihres Körpers lebte, muß sie nun mit einem veränderten Körpergefühl zurechtkommen und außerdem den Ansprüchen des neuen kleinen Lebewesens genügen, das schreiend sein Recht fordert. Dabei hat die junge Mutter mit ihren eigenen Problemen zu tun und fühlt sich durch die neue Situation oft überfordert. Hier kann die Familie und vor allem der Partner helfend und tröstend eingreifen.

Wie bereits erwähnt, fürchtete man im Mittealter (übrigens vielerorts noch bis in unsere Zeit) den schädlichen Einfluß des Teufels und verschiedener Dämonen auf Mutter und Neugeborenes, die sich ja gerade im Augenblick der Geburt in einem sehr wehrlosen Zustand befinden. Deshalb wurden viele Vorsichtsmaßnahmen ergriffen, um Mutter und Kind zu schützen. So empfiehlt Hildegard von Bingen den Farn:

„Man soll einer Frau, wenn sie ein Kind gebiert, Farn umlegen, auch in der Wiege des Kindes und um das Kind. So wird ihm der Teufel um so weniger nachstellen." (*Physica*)

Aber nicht nur gegen böse dämonische Einflüsse wirkt der Farn – er lindert zudem Schmerzen aller Art. Allerdings sollte man – vor allem im Bett eines Neugeborenen – den Farn nicht lose auslegen, sondern in ein kleines Kissen stopfen. Dafür sammelt man im Hochsommer, wenn die Sporen reif sind, Farnblätter – am besten um die Mittagszeit, wenn sie nicht mehr vom Tau naß sind. Die Blättchen werden vom Stiel gestreift, getrocknet und in ein kleines Kissen gefüllt.

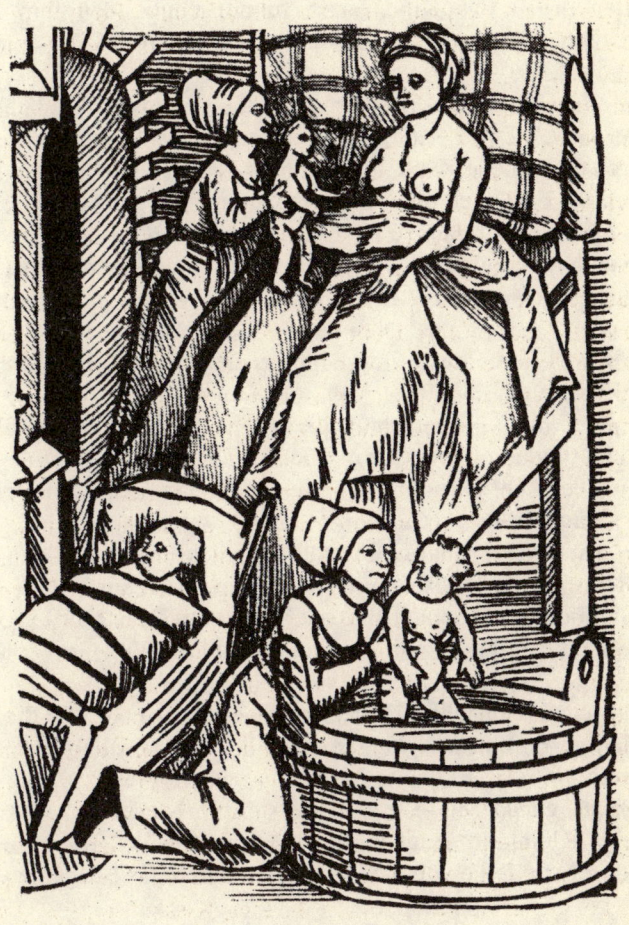

Das Stillen

TROTZ vieler alarmierender Meldungen über die Belastung der Muttermilch durch Umweltgifte usw. ist diese bis heute die beste Ersternährung für ein Neugeborenes. Durch das Stillen erhält das Kind einen Immunschutz, den ihm kein künstliches Präparat und auch keine Kuhmilch liefern kann.

Wie entsteht nun die Milch, mit der die Mutter ihr Kind nähren kann? Auch dafür hat Hildegard von Bingen eine Erklärung: Durch die gleiche Kraft, die in der Frau das Kind wachsen läßt, „wird ihr Blut nach oben zu den Brüsten gezogen und das, was aus Speise und Trank zu Blut werden sollte, wird in Milch umgewandelt, damit das Kind, das im Mutterleib heranwächst, davon ernährt werden kann". (*Causae et Curae*)

Die weiße Farbe der Milch begründet Hildegard durch die Art der Ernährung:
> „Die weiße Farbe erhält die Milch von Getreideprodukten und anderen gekochten Speisen, weil das Getreide das weiße Mehl hat und das Essen beim Kochen einen weißen Schaum bildet." (*Causae et Curae*)

Dies ist wissenschaftlich natürlich nicht haltbar, denn die Milch würde genauso weiß sein, wenn sich eine Frau ausschließlich von Tomatensaft oder Salat ernähren würde. Übrigens ist die Kuhmilch nicht grün, obwohl die Kuh Gras frißt.

Sehr genau beobachtet Hildegard dagegen, wie wichtig die Stimulation durch das Saugen für die Milchbildung ist. Sie schreibt:
> „Daß genug Milch in den Brüsten vorhanden ist, während das Kleinkind saugt, kommt davon, daß das Kleinkind ... durch die feinen Gefäße die Milch durch das Saugen zu den

Brüsten zieht und dadurch ständig den Zugang der erweiten feinen Gefäße zu den Brüsten offen hält." (*Causae
Curae*)

Die Muttermilch wird in den weiblichen Brustdrüsen nach der
Entbindung aufgrund hormoneller Reize gebildet. Häufig
kommt es schon gegen Ende der Schwangerschaft zu einem
Milchtröpfeln aus den Brustdrüsen. Für das Kind am wichtigsten ist die Kolostralmilch – also die Milch, die bereits vor und
in den ersten Tagen nach der Geburt abgesondert wird. Diese
enthält nämlich Antikörper, die das Kind u.a. gegen Durchfallerkrankungen und grippeähnliche Viruserkrankungen schützen.

Nach dieser Zwischenmilch produzieren die Brustdrüsen von
der zweiten bis dritten Woche nach der Geburt an die reife
Muttermilch. Dabei entstehen etwa 500 Milliliter täglich. Die
darin enthaltenen Eiweiße hemmen ebenfalls das Wachstum
pathogener (krankmachender) Darmbakterien, so daß Durchfallerkrankungen bei mit Muttermilch ernährten Kindern seltener vorkommen als bei „Flaschenkindern". Der hohe Anteil an
weißen Blutkörperchen bewirkt außerdem einen Schutz gegen
Virusinfektionen.

Stillen ist also schon aus gesundheitlichen Gründen wichtig für
das Kind. Außerdem wird natürlich die gefühlsmäßige Verbundenheit zwischen Mutter und Kind auf diese Weise gestärkt.
Die Nähe und Zärtlichkeit, die der Stillvorgang mit sich bringt,
tut Mutter und Kind gleichermaßen gut! Oft „funktioniert" das
Stillen nicht gleich auf Anhieb. Dabei ist meistens ausreichend
Milch vorhanden, deren Fluß ja – wie Hildegard ganz richtig
betont – erst durch den Saugreiz, den das Kind auf die Brust
ausübt, aktiviert wird. Geben Sie deshalb nicht vorschnell auf,
auch wenn mitunter die Schwestern im Krankenhaus (nicht zuletzt aus arbeitstechnischen Gründen) oft zur Flaschennahrung

...aten. Sie bringen sich selbst und Ihr Kind um wesentliche Erfahrungen, die für die körperliche und emotionale Stabilität des Kindes prägend sein können.

Gönnen Sie deshalb sich und dem Kind beim Stillen Ruhe. Das Kind sollte beim Trinken nicht gestört werden. Und Sie selbst sollten sich in diesem innigen Zusammensein mit Ihrem Kind durch nichts stören lassen.

Wichtig ist während der Stillzeit die Pflege der Brust.

Oberstes Prinzip ist absolute Hygiene. Berühren Sie Ihre Brüste deshalb niemals mit ungewaschenen Händen, und lassen Sie sie nicht mit ungewaschenen Tüchern oder Wäschestücken in Berührung kommen.

Wenn die Brustwarzen wund werden, sollten Sie Ihren Arzt nach einem geeigneten Wundpuder oder einem anderen Heilmittel fragen.

Wenn – was nicht oft vorkommt – das Kind zu sehr beißt, so daß eine wunde Brustwarze nicht ausheilen kann, verwenden Sie ein Saughütchen, oder pumpen Sie die Milch ab. Näheres dazu können Ihnen Ihr Arzt oder Ihre Hebamme sagen.

Mitunter kommt es während der Stillzeit zu einer Brustentzündung (Mastitis). Dabei tritt Fieber über 38 Grad auf, die Haut ist gerötet und schmerzt bei Druck. Beim vorsichtigen Abtasten ist eine Verhärtung deutlich fühlbar. In diesem Fall sollte sofort der Arzt aufgesucht werden.

Nicht nur für das Kind ist das Stillen von Vorteil für sein körperliches Gedeihen – auch der Mutter verhilft es zu einer schnelleren Rückbildung der erweiterten Geburtswege, denen es ihre ursprüngliche Festigkeit zurückgibt. Die immer wieder geäußerte Behauptung, daß das Stillen „der Figur schadet", sollte inzwischen in den Bereich der Ammenmärchen verbannt sein!

Übrigens hat die Größe einer Brust keinen Einfluß auf die Menge der produzierten Milch. Oft haben Frauen mit kleinen Brüsten mehr Milch als Frauen mit großen Brüsten.

Schon während der Schwangerschaft können Sie Ihre Brüste auf das Stillen vorbereiten. Waschen Sie die Brüste täglich mit kühlem Wasser ab, und kneten Sie sie sanft, um sie abzuhärten.

Nach dem Abstillen geht die Milch zurück und versiegt schließlich ganz. Spätestens dann setzt die Menstruation wieder ein.

Selbst wenn es während der Stillzeit nicht zu einer Monatsblutung kommt, so findet trotzdem der Eisprung statt. Stillen ist also kein Schutz gegen eine erneute Schwangerschaft.

Die weibliche Brust

HILDEGARD von Bingen schreibt in *Causae et Curae*, daß die Brüste eines Mädchens so lange wachsen, bis ihre erste Monatsblutung eintritt. Erst später, wenn während der Schwangerschaft die Milchbildung einsetzt, „füllen sie sich wie ein Schwamm" und können sich dadurch zeitweise vergrößern.

Die Brustdrüsen (sie bestehen aus je 15–20 einzelnen Drüsenläppchen) sind von Fett- und Bindegewebe umgeben, die so – vor allem bei der Frau – die eigentlichen Brüste bilden. Diese können von Frau zu Frau sehr unterschiedlich aussehen. Auch bei ein und derselben Frau können beide Brüste eine unterschiedliche Größe oder Form haben. Dies ist vor allem auf den Anteil an Fettgewebe, die Festigkeit und die Form und Farbe der Brustwarzen zurückzuführen. Bei Frauen gehören die Brüste und vor allem die Brustwarzen zu den erogenen Zonen, die durch sanfte Stimulierung zu sexueller Erregung führen können. Dabei werden die Brustwarzen hart und richten sich auf.

Die Brust selbst untersuchen

Es können Schmerzen in der Brust auftreten, die mit Menstruationsbeschwerden (siehe unter „Die Menstruation", Seite 63 f.) zu tun haben können, aber auch ernsterer Natur sein können, etwa auf eine Krebserkrankung hinweisen.
Deshalb ist es wichtig, regelmäßig zum Frauenarzt zu gehen. Vor allem aber sollte frau sich regelmäßig selbst untersuchen. Diese Untersuchung kann lebensrettend sein – denn 80 Prozent aller Knoten werden auf diese Art entdeckt. Führen Sie diese Untersuchung deshalb möglichst regelmäßig durch. Der günstigste Zeitpunkt liegt um den 7. Tag nach Abklingen der Monatsblutung, denn um diese Zeit ist die Brust aufgrund der hor-

monellen Situation besonders weich. Am besten cremen Sie die Haut vorher ein – dadurch wird die Gleitfähigkeit der abtastenden Hand verbessert. Falls Sie bei der Selbstuntersuchung unsicher sind, lassen Sie sich von Ihrem Frauenarzt die richtigen Handgriffe zeigen. Gehen Sie folgendermaßen vor:
Legen Sie sich bequem hin, und beginnen Sie mit dem Abtasten oben auf der Innenseite der linken Brust und wandern Sie mit den Fingern langsam nach außen. Untersuchen Sie nun die äußere Seite der Brust, ebenfalls von oben nach unten. Tasten Sie nun kreisförmig die Umgebung der Brustwarzen ab. Danach tasten Sie die Lymphknoten in den Achselhöhlen ab. Wiederholen Sie nun die Untersuchung an der rechten Brust.

Darauf sollten Sie bei einer Selbstuntersuchung Ihrer Brust besonders achten:
- ungewöhnliche Knoten und Verdickungen;
- ungewöhnliche Veränderungen einer Brust in Größe und Form;
- Schwellungen oder Rötungen der Haut;
- ungewöhnliche Schrumpfung oder Einziehung der Brustwarzen;
- Sekretabsonderung aus den Brustwarzen;
- vergrößerte Lymphdrüsen, vor allem in den Achselhöhlen;
- Anschwellen des Oberarms (Lymphstau).
Wenn Sie eines dieser Symptome entdecken, sollten Sie möglichst bald zum Arzt gehen, um die Ursachen abklären zu lassen. Oft können die beobachteten Veränderungen auf relativ harmlose Ursachen zurückgeführt werden. Liegt allerdings eine ernsthafte Erkrankung vor, kann bei frühzeitigem Eingreifen eine schnellere Heilung erzielt werden.

Hildegard von Bingen empfiehlt gegen Schmerzen in den Brustdrüsen vor allem ihre Veilchensalbe.

Veilchensalbe

Zutaten:
5 g Veilchentinktur
10 g Olivenöl
30 g Schweineschmalz (Hildegard empfiehlt allerdings Bockstalg)

Zubereitung und Anwendung:
Schmalz und Olivenöl auf kleiner Flamme schmelzen, die Veilchentinktur darunterrühren.
Die Salbe in ein Cremetöpfchen abfüllen und kühl stellen.
Täglich mehrmals die Brüste sanft mit dieser Salbe einreiben.

Bei Brustdrüsenentzündungen, wie sie während der Schwangerschaft und vor allem während des Stillens leicht auftreten können, empfehlen sich Eisenkrautkompressen, die auch bei allen anderen Entzündungen heilend und lindernd wirken.

Eisenkrautkompresse

Zutaten:
1 Handvoll Eisenkraut
1/4 l Wasser

Zubereitung und Anwendung:
Das Eisenkraut einige Minuten lang in dem Wasser köcheln lassen, dann abseihen.
In dem Absud zwei große Leinentaschentücher auswringen und auf die Brüste auflegen. Immer wieder anfeuchten.
Die Behandlung wiederholen, bis die Entzündung und die damit verbundenen Schmerzen zurückgegangen sind.

Die Menstruation

DIE MENSTRUATION war über Jahrtausende von vielen Tabus begleitet. In vielen Kulturen ist dies bis heute der Fall. Wenn man die moderne Werbung für Tampons und Monatsbinden betrachtet, scheint sich darin in unserer modernen Welt nicht viel geändert zu haben. Bedenkt man, welche Vorstellungen teilweise noch in unsere Zeit hineinreichen, ist diese Tabuisierung immer noch nicht aufgehoben. So wird heute noch vielfach behauptet, daß in der Nähe einer menstruierenden Frau die Milch sauer werde, der Teig nicht aufgehe oder die Blumen verwelkten.

In vielen Kulturen wurde das Menstruationsblut von den Männern gefürchtet, weil sich eine Berührung mit ihm schädlich auf den Ausgang der Jagd oder eines Krieges auswirken könnte. Frauen wurden deshalb während dieser Zeit häufig isoliert (z. B. in sog. Menstruationshütten), um einen Kontakt weitestmöglich auszuschließen. Andererseits spielte in einigen Kulturen die Tatsache eine Rolle, daß eine Frau durch ihre Fähigkeit, Kinder zu gebären – und dies wird ja durch das Menstruationsblut sichtbar dokumentiert –, eine gewisse Überlegenheit hatte. Dies ist vor allem durch die feministische Geschichtsforschung belegt worden.

Auch im Alten Testament finden wir zahlreiche Hinweise auf die „Unreinheit" der Frau, verbunden mit umfangreichen Vorschriften für das Verhalten der Frau in dieser Zeit. Nach der kirchlichen Lehrmeinung des Mittelalters erinnert die Menstruation an den Sündenfall Evas. Auch dies bestärkte die bis in die Gegenwart anhaltende Vorstellung von der „Unreinheit" der Frau, deren Blut einmal im Monat gereinigt werden müsse.

Hildegard von Bingen bezeichnet die Monatsblutungen zwar als einen Reinigungsprozeß, sieht sie aber – eben weil sie die

Gebärfähigkeit einer Frau anzeigen – als etwas Positives an. Über die monatlichen Blutungen einer Frau hat Hildegard von Bingen in ihrem Werk *Causae et Curae* sehr ausführlich geschrieben. Für sie ist – wie bei fast allen natürlichen Vorgängen – der Mondstand von Bedeutung (weitere Einzelheiten über den Einfluß des Mondes finden Sie im Band *Mond und Sonne*):

> „Stellt sich die monatliche Blutung bei einer Frau bei zunehmendem Mond ein, dann leidet sie zu dieser Zeit mehr darunter, als wenn die Blutung bei abnehmendem Mond auftreten würde."

Über die Ursachen der Monatsblutung sagt sie, daß Blut und Säfte der Frau dadurch „gereinigt" würden und sie ohne diese Reinigung nicht weiterleben könnte, da in ihrem Körper mehr Flüssigkeit enthalten sei als im Mann.

Interessant ist auch, was sie über die Menstruation von Jungfrauen sagt: Bei diesen sei das Blut „blutartiger, weil sie noch verschlossen ist". Frauen, die bereits Verkehr mit einem Mann hatten, fänden mehr „Schleim" in ihrer Blutung. Dies ist eine Feststellung, deren wissenschaftliche Überprüfung sicherlich interessant wäre.

Die Begriffe Regel, Periode, Menstruation bezeichnen einen körperlichen Vorgang, der im Leben einer Frau etwa 40 Jahre lang immer wiederkehren kann. Dadurch werden die Voraussetzungen für eine Schwangerschaft geschaffen: Im Eierstock entsteht ein befruchtungsfähiges Eibläschen (Follikel), während sich gleichzeitig in der Gebärmutter (Uterus) die Gebärmutterschleimhaut aufbaut. Diese ist reich an Blutgefäßen und ernährt im Falle einer Befruchtung das werdende Kind.
Im Rhythmus von 21-28 Tagen reift in einem der beiden Eierstöcke ein Follikel heran. Dieses Eibläschen platzt, und das befruchtungsfähige Ei beginnt seine Wanderung durch den Eilei-

ter in Richtung Gebärmutter. Gleichzeitig baut sich unter dem Einfluß von Eierstockhormonen die Gebärmutterschleimhaut auf und wird besonders stark durchblutet. Am Ende dieses Prozesses ist die Gebärmutterschleimhaut dann etwa fünfmal so dick wie zu Beginn und somit darauf vorbereitet, ein eventuell befruchtetes Ei aufzunehmen. Findet keine Befruchtung statt, stirbt die Eizelle ab, die Schleimhaut baut sich wieder ab, und aus den kleinen Blutgefäßen tritt Blut aus: Dieser Vorgang ist die Regelblutung. Sie dauert so lange an, bis die Wundfläche wieder geschlossen ist.

Den Begleiterscheinungen der Menstruation, die sich über die Jahrhunderte nicht geändert haben, widmet Hildegard ein eigenes Kapitel in ihrem Buch *Causae et Curae*. So schreibt sie:
"In dieser Zeit wird der Kopf leidend, ihre Augen werden matt und ihr ganzer Körper schwach."

Obwohl die Menstruation – wie auch die Schwangerschaft – keine Krankheit ist, handelt es sich dabei trotzdem um eine Art "Ausnahmezustand", in dem der Körper andere Reaktionen zeigt als sonst. Immerhin kommt es in dieser Zeit zu gravierenden Veränderungen im Körper einer Frau, die mit physischen und psychischen Beschwerden einhergehen können:
Wie von Hildegard erwähnt, kann es zu Kopfschmerzen kommen, mitunter auch zu Übelkeit.
Obwohl der Blutverlust während der Menstruation meistens längst nicht so groß ist, wie man selbst oft aufgrund der Heftigkeit einer Blutung vermutet, geht damit doch eine gewisse Schwächung des gesamten Organismus einher.
Krampfartige Schmerzen können vor allem in der Phase des Eisprungs entstehen. Während dieser Zeit zieht sich die Muskulatur der Eileiter rhythmisch zusammen, wodurch die Eizelle zur Gebärmutter transportiert wird.
Häufig schmerzen die Brüste, die sich nach dem Eisprung vergrößern und empfindlicher werden.

Mitunter kommt es durch die veränderte Hormonausschüttung zu Kreislaufproblemen, die mit Schwindel und Mattigkeit verbunden sein mögen.

Vor dem Einsetzen der Monatsblutung kommt es aufgrund des Hormonentzugs häufig zu Stimmungsschwankungen, dem sog. Prämenstruellen Syndrom (s. Seite 79 f.). Da der Eisprung auch in diese Zeit fällt, ist dieses meistens von Spannungsschmerzen in der Brust und Unterleibsschmerzen begleitet.

Sanfte Hilfe gegen alle Monatsbeschwerden: die Kamille
Ganz allgemein empfiehlt Hildegard von Bingen die Kamille zur Erleichterung der Monatsbeschwerden. Man kann sie als milden Tee trinken, aber auch Kompressen mit der Kamille machen. In ihrer *Physica* rät sie zu einer Kamillensuppe, die nicht nur während der Menstruation, sondern auch bei Magen- und Darmschmerzen aller Art lindernd wirkt.

Kamillensuppe
Zutaten:
1 Handvoll Kamillenblüten
1 EL Butter
1 EL Mehl
1/4 l Gemüsebrühe

Zubereitung und Anwendung:
Aus Butter und Mehl eine goldgelbe Schwitze bereiten und mit der heißen Gemüsebrühe aufgießen.
Die verlesenen und gewaschenen Kamillenblüten hineingeben und einige Minuten lang ziehen lassen.
Wenn Sie mögen, können Sie die Blüten vorher im Mörser zerdrücken.
Diese Suppe soll während der Beschwerden täglich gegessen werden, denn sie wirkt nach Hildegards Worten „auf die Eingeweide wie eine Salbe".

Kamillensalbe

Zutaten:
1 Handvoll Kamillenblüten
etwas Kuhbutter

Zubereitung und Anwendung:
Die Kamillenblüten im Mörser fein zerstoßen und mit so viel
Butter verrühren, daß eine Salbe entsteht.
Mit dieser den schmerzenden Bereich sanft massieren.
Eventuell ein dünnes Leinentuch darüberlegen, um Fettflecken
auf der Wäsche zu vermeiden.
Hildegards Erklärung für die Wirksamkeit dieser Salbe:

> „Die Wärme und Kraft der Kamille in Verbindung mit der
> milden Wirkung der Butter vertreibt und lindert den
> Schmerz." (*Physica*)

Menstruationsstörungen

Auch über Menstruationsstörungen berichtet Hildegard von
Bingen. So führt sie zu heftige oder zu schwache Blutungen in
erster Linie auf psychische Ursachen zurück:

> „Bei einigen jungen Frauen beschränken sehr oft die Trop-
> fen ihrer Blutungen das ausfließende weibliche Blut infolge
> Trauer so sehr, daß die Gefäße, die dieses Blut führen und
> ausfließen lassen, sich durch die Seufzer zusammenziehen
> und austrocknen. Wie ein Baum im Sommer durch die Ein-
> wirkung der Sonne blüht und Laub trägt, werden auch die
> Monatsblutungen der Frauen sehr oft durch Freude eröff-
> net, und wie kalter Wind, Frost und Winter die Blätter und
> Zweige der Bäume verdorren läßt, so versiegen auch oft
> durch Trauer die Blutungen, die aus der Frau fließen soll-
> ten." (*Causae et Curae*)

Aber auch ein krankhafter Säfteüberschuß könne zu einem
Ausbleiben der Monatsblutung führen, „weil die stürmischen

Komplikationen bei ihren Säften eine unrechte Kälte und eine wechselhafte Wärme auslösen, so daß ihr Blut manchmal heiß und manchmal kalt ist". (*Causae et Curae*) Wegen der dadurch entstehenden Trockenheit verengten sich die Gefäße und ließen das Blut nicht ausfließen.

Ein anderer Grund für das Ausbleiben der Menstruation kann nach Hildegards Ansicht auch ein krankhaftes Übergewicht sein. Dadurch würden die Gefäße überwuchert und so stark verengt, daß das Blut nicht mehr abfließen könne.

Das Ausbleiben oder Fehlen der Menstruation (Amenorrhöe)
Nicht unter den Begriff „Amenorrhöe" fällt das Ausbleiben der Regelblutung beim Eintritt einer Schwangerschaft oder beim Einsetzen der Wechseljahre.
Von „primärer Amenorrhöe" spricht man, wenn bei einer jungen Frau bis zum 18. Lebensjahr noch keine Menstruationsblutung eingesetzt hat.
Um eine „sekundäre Amenorrhöe" handelt es sich, wenn eine ansonsten relativ termingemäß stattfindende Regelblutung länger als drei Monate ausbleibt.

Da es einen engen Zusammenhang zwischen psychischen Belastungen und möglichen hormonellen Veränderungen gibt, kann das Ausbleiben der Monatsblutung häufig seelische Ursachen haben. So führen starke emotionale Konflikte oft zu einer Amenorrhöe, die mitunter – ebenfalls durch psychische Ursachen – mit Magersucht einhergeht. Auch Dauerstreß in Beruf und Familie, radikale Veränderungen der Lebenssituation oder Hochleistungssport können als Ergebnis ein Ausbleiben der Periode zeigen.

Allerdings können auch organische Ursachen der Grund sein, beispielsweise
- Komplikationen nach chirurgischen Eingriffen im Unterleib,

- Hormonstörungen,
- Wucherungen an den Eierstöcken,
- Fehlbildungen an Gebärmutter und Eierstöcken,
- Krankheiten wie Diabetes, Tuberkulose oder Schilddrüsen-
  fehlfunktionen.

Auf jeden Fall sollten Sie bei längerem Ausbleiben der Monatsblutung Ihren Frauenarzt aufsuchen, um die Ursachen abzuklären. Mitunter wird er Hormongaben verordnen, Bäder,
Akupunktur und andere sanfte Naturheilmethoden können
auch hilfreich sein.

Was Sie sonst noch tun können:
- Bei psychischen Ursachen für das Ausbleiben der Periode
  sollten Sie viel für Ihre Entspannung tun. Dazu kann eine
  leichte Gymnastik, Schwimmen oder Tanzen gehören. Lei-
  stungssport sollte allerdings vermieden werden! Auch Sauna-
  gänge (wenn sie kreislaufmäßig vertragen werden), Massagen und Entspannungstechniken können hilfreich sein.
- Vielleicht hilft eine Beckenbodengymnastik. Dabei die
  Scheidenmuskulatur immer wieder kräftig anspannen und
  entspannen und dies möglichst häufig wiederholen.
- Mitunter ist es nötig, die ganze Lebenssituation oder wenig-
  stens die eigene Einstellung dazu zu verändern. Suchen Sie
  sich eventuell Hilfe bei einem erfahrenen Psychotherapeuten,
  um so die belastenden Probleme zu verringern oder zu lösen.
- Auch die Ernährung kann regulierend auf den weiblichen Zyklus einwirken. Empfehlenswert ist besonders eine eiweißrei-
  che Kost (Fisch, Milchprodukte, Soja, aber auch Fleisch) in Be-
  gleitung von reichlich Vitaminen (Obst, Gemüse). Bei „primärer Amenorrhöe" ist eine kalorienreiche Kost zu empfehlen.
- Es gibt verschiedene Gewürze, die die Gebärmutter anregen
  und blutungsverstärkend wirken. Dazu gehören:
  Basilikum, Gewürznelken, Meerrettich, Muskatblüten, roter
  (Cayenne-)Pfeffer, Safran, Ingwer.

- Verschiedene Kräutertees und -säfte wirken ebenfalls anregend auf die Eierstöcke und die Regelblutung. Dazu gehören z.B. Frauenmantel, Poleiminze, Beifuß und Schafgarbe.
- Ebenso kann Selleriesaft (in der Apotheke erhältlich) regulierend wirken. Trinken Sie drei kleine Likörgläser pro Tag.

Wichtig:
Bei allen Kräutern, die Sie anwenden, sollten Sie bedenken, daß es sich auch bei dieser „sanften Medizin" um hochwirksame Heilmittel handelt. Verwenden Sie sie deshalb nicht, wenn Sie nicht sicher sind, daß es sich beim Ausbleiben der Monatsblutung nicht um das Anzeichen für eine Schwangerschaft handelt!

Hildegard gibt für den Fall des Ausbleibens der Menstruation verschiedene Diätempfehlungen:
- Rindfleisch und andere schwere Speisen sollten gemieden werden, weil diese eine „hemmende" Wirkung haben.
- Leichte Speisen sind zu bevorzugen.
- Die Frau darf Wein trinken.
- Wenn sie Wasser trinken möchte, sollte sie sprudelnde Quellwässer meiden, weil diese zu hart sind.

Kräuterdampfbad
Beim Ausbleiben der Menstruation empfiehlt Hildegard von Bingen ein Dampfbad. Hildegards Angaben über die Durchführung können für heutige Verhältnisse vereinfacht werden nach dem folgenden Rezept:

Zutaten:
1 Handvoll Anis
1 Handvoll Kamille
1/2 l Wasser

Zubereitung und Anwendung:
Die Kräuter in dem Wasser 10 Minuten zugedeckt köcheln lassen.
Die Kräuter aus dem Wasser nehmen und in eine Kompresse tun, die auf die Genitalien bis herauf zum Nabel aufgelegt wird.
Das Wasser nochmals zum Kochen bringen, in eine Schüssel geben und sich für einige Minuten darüberhocken.
Hildegards Erklärung für die Wirksamkeit dieses Dampfbades: Während Anis die Säfte in Bewegung bringe, wirke Kamille heilend. Die milde Wirkung dieses Dampfbades könne die Monatsblutung auslösen.

Heidelbeerwein mit Kräutern

Zutaten:
100 g Heidelbeeren
30 g Schafgarbe
10 g Weinraute
30 g Diptam
1 EL Gewürznelken
1 TL weißer Pfeffer
1 l Landwein
Honig nach Geschmack

Zubereitung und Anwendung:
Heidelbeeren, Schafgarbe, Weinraute und Diptam im Mörser zerstoßen und mit dem Wein 10 Minuten köcheln lassen.
Gewürznelken, Pfeffer und Honig dazugeben und den Gewürzwein nochmals aufkochen lassen.
Abseihen und in eine Flasche abfüllen.
Davon jeden Morgen auf nüchternen Magen und nach dem Frühstück je ein Likörglas trinken.
Hildegards Erklärung für die Wirksamkeit dieses Mittels: Die Kälte der Heidelbeeren, gemildert durch die Wärme der Gewürze, des Weins und des Honigs führe zu einer Entspannung im Unterleib.

„Dann öffnet sich der verschlossene Unterleib der Frau, und das verhärtete Gerinnsel des Monatsblutes löst sich auf." (*Causae et Curae*)

Eier mit Liebstöckel

Zutaten:
1 Ei
etwas Schmalz
ausgepreßter Liebstöckelsaft (oder frisches zerhacktes Kraut)

Zubereitung:
Das Ei als Spiegelei braten und mit dem Liebstöckelsaft beträufeln oder mit dem frischen Kraut bestreuen.

Rosen-Germer-Öl

Dieses Mittel wirkt nach Hildegards Worten vor allem bei ausbleibender Menstruation junger Mädchen. Der Germer ähnelt dem Enzian und ist in allen seinen Teilen giftig. Deshalb sollte er nie innerlich angewendet werden.

Zutaten:
6 Teile Rosenblütenblätter
1 Teil Germer
Olivenöl

Zubereitung und Anwendung:
Die Rosenblüten und die zerkleinerte Germerwurzel mit dem Olivenöl übergießen und 1 Woche lang in einem gut verschlossenen Gefäß an einer warmen Stelle (sonnige Fensterbank, Heizungsnähe) ziehen lassen.
Dann abseihen und die Kräuter gut ausdrücken.
Hildegard empfiehlt den Mädchen, sich mit diesem Öl oft die Gegend um Lenden, Nabel und Schambein zu massieren. Selbst wenn ihre Blutung dann nicht zur richtigen Zeit eintritt,

würden doch die Schmerzen, die ja oft durch eine ausbleibende Monatsblutung entstehen, gelindert.

Verstärkte Monatsblutungen (Hypermenorrhöe)
Die Menstruation wird dann als zu stark bezeichnet, wenn sechs Tampons oder Binden pro Tag nicht mehr ausreichen, um das ausfließende Blut aufzufangen. Häufig treten sehr lange (mehr als sieben Tage anhaltende) und zu starke Blutungen gleichzeitig auf. Starke Regelblutungen können aber auch bei relativ großer Gebärmutter infolge mehrerer Geburten eintreten und sind dann durchaus normal. Trotzdem sollten Sie bei Bedenken sofort Ihren Frauenarzt fragen!

Ursachen für zu starke Monatsblutungen sind nur in seltenen Fällen psychische Belastungen. Meistens sind körperliche Ursachen der Grund für ihr Auftreten. Dazu gehören:
- Probleme mit der empfängnisverhütenden Spirale;
- Myome (dabei handelt es sich um gutartige Gewächse in der Gebärmutterwand);
- Polypen (gutartige Gewächse im Gebärmutterinnenraum);
- Endometriose (dabei siedeln sich abgesprengte Teile der Gebärmutterschleimhaut außerhalb der Gebärmutter an und führen zu sog. Schmierblutungen);
- Medikamente, die die Blutgerinnung hemmen;
- Tumore der Gebärmutter.

Sehr wichtig ist für Hildegard, daß eine Frau, die unter starkem und unregelmäßigem Monatsbluten zu leiden hat, nicht zu schwer arbeitet – dadurch geriete ihr Blut nur noch mehr in Erregung. Zur Diät gibt sie folgende Ratschläge:
- Keine harten oder bitteren Speisen essen, die die Verdauung durcheinanderbringen.
- Dafür weiche, bekömmliche Speisen essen, die innerlich heilen. (Dazu gehören natürlich in erster Linie Dinkel, Fenchel und die Eßkastanie.)

- Hin und wieder Wein und Bier trinken, „um dadurch so gestärkt zu werden, daß sie das Blut zurückhalten kann". (*Causae et Curae*)

Kühlende Umschläge

Bei zu starken, aber auch unregelmäßigen Regelblutungen rät Hildegard zu kühlenden Umschlägen.

Zubereitung und Anwendung:
Ein Leinentuch mit kaltem Wasser befeuchten, auswringen und auf die Oberschenkel legen.
Den Umschlag mehrmals erneuern.
Hildegards Erklärung für die Wirksamkeit dieser Behandlung:
   „Durch die Kälte des leinenen Tuches wird der unzeitige Blutfluß zurückgehalten." (*Causae et Curae*)

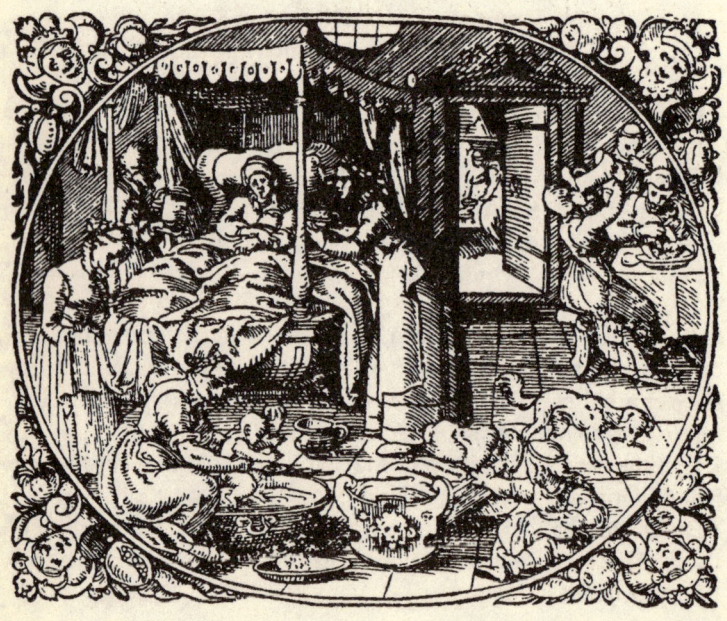

Selleriekompresse

Zubereitung und Anwendung:
Eine Sellerieknolle putzen und in Scheiben schneiden.
Diese etwa 10 Minuten lang kochen, dann die Scheiben noch warm in Leinentücher einschlagen und auf die Oberschenkel und die Nabelgegend legen.
Hildegard erklärt, daß die innere und äußere Wärme der gekochten Sellerie Heilung bringe.

Betonienwein

Zubereitung und Anwendung:
Eine Handvoll Betonienwurzel (auch Ziest genannt) in 1 Liter Wein legen.
Eine Woche lang gut verschlossen stehen lassen.
Davon täglich 3 kleine Likörgläser trinken.
Hildegards Erklärung für die Wirksamkeit dieses Weins:
> „Die Wärme der Betonie, gemischt mit der Wärme des Weins, hemmt die unrechte Erwärmung des Blutes." (*Causae et Curae*)

Essig mit Ei

Dieses Rezept empfiehlt Hildegard von Bingen in *Causae et Curae* ganz allgemein gegen „Blutfluß". Es ist möglicherweise nicht ganz leicht zu schlucken, deshalb sollte man eventuell weniger Essig verwenden als in Hildegards Originalrezept angegeben.

Zutaten:
2 Eidotter
1 EL ausgepreßter Kamillensaft (dafür einige Handvoll Kamillenblüten in den Entsafter geben)
4 EL Obstessig
1/2 TL Zimt
1 Msp. Zitwer

Zubereitung und Anwendung:
Alle Zutaten gut miteinander verrühren und etwas Wasser dazugeben, so daß ein dicker Trank daraus entsteht.
Dieser soll mäßig erwärmt morgens auf nüchternen Magen und nach dem Frühstück genommen werden.

Massagen

Auch sanfte Massagen können einer zu starken Monatsblutung entgegenwirken. Hildegard von Bingen empfiehlt einer Frau, die davon betroffen ist, folgendes:

„Sie soll alle ihre Gefäße, das heißt diejenigen, die in den Schenkeln, im Bauch, in der Brust und in den Armen sind, mit ihren Händen nach oben unter sanftem Druck oft massieren, damit sie sich zusammenziehen und das Blut nicht ungebührlich stark fließen lassen." (*Causae et Curae*)

Die heftigen Schmerzen, die bei einer Monatsblutung mitunter auftreten können, führt Hildegard von Bingen auf ein Phänomen zurück, das wissenschaftlich allerdings nicht haltbar ist: Sie meint, daß Frauen eine gespaltene Hirnschale hätten. Zur Zeit der Monatsblutung öffne sich die Hirnschale von selbst und ermögliche so die Blutung. Danach schließe sie sich wieder „und hält die Gefäße fest, damit sie kein Blut mehr ausfließen lassen". (*Causae et Curae*) Sie fährt fort:

„Manchmal haben manche Frauen Schmerzen durch verschiedene Fieberanfälle, Schmerzen im Magen, in der Seite und im Unterleib, und diese Schmerzen verhindern, daß sich die Hirnschale wieder rechtzeitig schließt. ... Bei einer solchen Frau fließen die Rinnsale des Blutes nicht in einem geordneten, regelmäßigen Zyklus nach außen. Dann leidet die Frau Schmerzen wie ein Mann, der durch ein Schwert verwundet ist." (*Causae et Curae*)

Hildegard gibt bei Menstruationsschmerzen den Rat, daß die Frau in dieser Zeit besonders auf sich achten soll. Außerdem sollte sie Heilmittel nur mit größter Vorsicht einnehmen.

Gegen Krämpfe aller Art, also auch gegen die krampfartigen Schmerzen während der Menstruation, empfiehlt sie eine Kamillensalbe. (Rezept s. Seite 67). Die Kamille heißt ja auch „Mutterkraut" – ein Hinweis darauf, daß sie besonders zur Behandlung von Frauenleiden geeignet ist.

Kopfschmerzen
Die Zeit der Menstruation mag auch von Kopfschmerzen begleitet sein. Wie hier zu helfen und zu lindern ist, können Sie in der *Gesundheitsfibel* nachlesen.

Zu schwache Regelblutung (Hypomenorrhöe)
Dies bedeutet, daß der Blutverlust während der Periode kaum merklich ist und diese nur ein bis zwei Tage andauert. Solche schwachen Regelblutungen sind nur selten Anzeichen für eine Krankheit. Treten sie allerdings häufiger auf, sollten Sie mit Ihrem Frauenarzt darüber sprechen.

Ursachen für ungewöhnlich schwache Regelblutungen können sein:
- Einnahme der Pille,
- psychische und physische Streßsituationen,
- fehlender Eisprung,
- Beginn einer Schwangerschaft.

Was Sie sonst noch tun können:
Alle Maßnahmen, die unter „Das Ausbleiben oder Fehlen der Menstruation (Amenorrhöe)" (s. Seite 68 f.) aufgeführt sind, können auch bei einer zu schwachen Regelblutung angewendet werden.

Zu kurze Menstruationszyklen (Polymenorrhöe) und zu lange Zyklen (Oligomenorrhöe)

Man berechnet einen Zyklus vom ersten Tag einer Regelblutung bis zum letzten Tag vor der nächsten Blutung. Ein Zyklus, der kürzer als 24 Tage oder länger als 34 Tage ist, beruht häufig auf einer Unter- bzw. Überfunktion der Eierstöcke durch Hormonstörungen. Sie können von einem Ausbleiben des Eisprungs – und damit von Unfruchtbarkeit – begleitet sein.

In vielen Fällen ist seelischer oder körperlicher Streß die Ursache solcher Hormonstörungen. Auch in den Wechseljahren treten Zyklusveränderungen auf, die durch die versiegende Produktion von Geschlechtshormonen verursacht werden. Wenn eine Stabilisierung des Zyklus erwünscht ist – etwa, weil Sie sich ein Kind wünschen –, kann der Frauenarzt mitunter durch die Verschreibung von Hormonpräparaten helfen.

Zwischenblutungen

Blutungen zwischen den Zyklen können aus verschiedenen Gründen auftreten:

Möglicherweise liegt eine Verletzung vor (Unfall, Sport o. ä.).

Manchmal kommt es beim Geschlechtsverkehr zu sog. Kontaktblutungen.

Sie können auftreten, wenn Sie damit beginnen, die Pille zu nehmen oder wenn Sie gerade eine neue Spirale eingesetzt bekamen, und zwar durch die Störung der Gebärmutterschleimhaut. Meistens klingen sie nach etwa drei Zyklen ab.

Auch Entzündungen der Gebärmutterschleimhaut, Polypen oder Tumore des Gebärmutterhalses oder des Gebärmutterkörpers können solche Blutungen verursachen. Deshalb sollten Zwischenblutungen in jedem Fall durch eine gynäkologische Untersuchung in ihren Ursachen abgeklärt werden!

Das Prämenstruelle Syndrom (PMS)

Unter diesem Begriff ist ein ganzes Bündel von Beschwerden zu verstehen, die eine Frau in den „Tagen vor den Tagen" treffen können:
Aggressionen, Depressionen, übermäßige Eßlust, Schlaflosigkeit, Abgespanntheit und Müdigkeit, vorübergehende Gewichtszunahme, Spannungsschmerzen in den Brüsten, Schmerzen im Unterleib usw.
Insgesamt wurden inzwischen von Ärzten und Psychologen über 50 verschiedene Symptome des Prämenstruellen Syndroms diagnostiziert, von dem mindestens jede zweite Frau mehr oder weniger betroffen ist.

Ausgelöst werden diese Beschwerden hauptsächlich durch die während dieser Zeit einsetzenden starken Hormonveränderungen. Aber es gibt auch andere, „sekundäre" Gründe, die zu starken Beschwerden führen können:
- ein sehr starker Kinderwunsch;
- eine ablehnende Haltung gegenüber der Menstruation und damit oft gegenüber der Rolle als Frau überhaupt;
- eine zu starke physische oder psychische Belastung.

Ärztlichen Rat sollten Sie suchen, wenn sich der Zyklus neben der allgemeinen Verstimmung und den genannten körperlichen Beschwerden drastisch verändert. Und wenn Depressionen über die Regel hinaus anhalten, starke Schmerzen im Unterleib auftreten und alle Selbsthilfemaßnahmen ergebnislos bleiben, ist medizinische Hilfe nötig!

Oft wird bei häufigem und heftigem Auftreten des Prämenstruellen Syndroms mit Erfolg die Pille verordnet, die ja nicht nur empfängnisverhütend wirkt, sondern häufig auch das „Ungleichgewicht" im Hormonhaushalt ausbalanciert. Die Naturmedizin empfiehlt hormonregulierende Mönchspfefferpräparate und Nachtkerzenöl.

Was Sie sonst noch tun können:
- Besonders wenn die mit dem Prämenstruellen Syndrom verbundenen Beschwerden seelische Gründe haben, sind Entspannungsübungen wie etwa Yoga, Meditation und autogenes Training eine wirksame und wohltuende Hilfe.
- Bewegung kann ebenfalls hilfreich sein! Gerade bei Sportarten, die Sie körperlich wirklich „fordern", werden nämlich die „Glückshormone" – die Endorphine – ausgeschüttet, die für Ausgeglichenheit und gute Laune sorgen. Besonders geeignet in dieser Zeit sind Schwimmen, Joggen, Radfahren und Tennis. Allerdings hat schon ein flotter Spaziergang diese positive Wirkung!
- Wenn Sie es vertragen können (d. h., wenn Sie keine Kreislauf- oder Herzbeschwerden haben) sollten Sie in dieser Zeit in die Sauna gehen. Hier werden neben Haut und Kreislauf auch Herz, Lunge, Nieren und Nerven trainiert und gleichzeitig das seelische Gleichgewicht stabilisiert.
- Auch zu Hause können Sie mit einer Wasseranwendung einen ähnlichen Effekt erzielen: Eine Viertelstunde Wassertreten – in der halb mit kaltem Wasser gefüllten Badewanne – hat positive Wirkungen auf Körper und Seele. Machen Sie sich dazu eine schöne Musik an und genießen Sie diese entspannende Viertelstunde!
- Bei Krämpfen im Unterleib hilft eine Wärmflasche. Aber auch ein Bad mit Kräuterzusätzen (vor allem mit Kamille und Melisse) beruhigt und entspannt. Danach sollten Sie möglichst gleich ins warme Bett gehen.
- Bei Spannungsschmerzen in der Brust hilft dagegen Kälte am besten:
- Legen Sie feuchtkalte Tücher auf die Brüste.
- Brausen Sie die Brüste mit kreisenden Bewegungen kalt ab.
- Betupfen Sie die Brust mit etwas kühlendem Pfefferminzöl.
- Die Ernährung hat einen starken Einfluß auf Ihre Befindlichkeit während dieser Zeit! Hier einige Tips:

Verzichten Sie soweit wie möglich auf Kaffee, Alkohol und Nikotin.

Sparen Sie mit Salz. Salz bindet Wasser, wodurch oft Spannungsschmerzen entstehen. Würzen Sie statt dessen wenn möglich mit Kräutern.

Nehmen Sie in Ihren Speiseplan vermehrt Lebensmittel, die das Vitamin B6 enthalten, auf – z. B. Hefe, Fisch, Bananen, Avocados und alle Vollkornprodukte.

Legen Sie gelegentlich einen Obst- oder Reistag ein, um den Körper zu entwässern. Dies hilft vor allem bei geschwollenen Gelenken und Spannungsschmerzen in den Brüsten.

- Viele von Hildegard von Bingen sehr geschätzte Kräuter können während dieser Zeit sehr hilfreich sein. (Nähere Angaben dazu finden Sie im Band *Pflanzen- und Kräuterkunde*).

Bei Hormonstörungen empfehlen sich Tees aus Frauenmantel oder Schafgarbe.

Beruhigend wirken vor allem Ringelblume, Frauenmantel, Kamille und Melisse.

Stimmungsaufhellend ist ein Johanniskrauttee.

Die Wechseljahre

WECHSELJAHRE oder Klimakterium wird jene Phase im Leben einer Frau genannt, in der ihre Gebärfähigkeit aufgrund der hormonellen Veränderungen in ihrem Körper beendet wird. Das bedeutet, daß zunächst ihre Monatsblutungen unregelmäßig werden und dann ganz aufhören. Die Wechseljahre sind zwar keine Krankheit, aber sie bringen manche Beschwerlichkeiten mit sich, die mitunter nicht ganz leicht zu verkraften sind.

Beginn und Ende dieser „kritischen Zeit" lassen sich nicht exakt erfassen und können zu sehr unterschiedlichen Zeitpunkten eintreten. Insgesamt dauern die Wechseljahre etwa zehn Jahre. In diesem Zeitraum stellen die Eierstöcke langsam ihre Produktion ein; die Bildung der Hormone Östrogen und Progesteron geht zurück.

Wegen der unterschiedlichen hormonellen Situation werden die Wechseljahre in drei Phasen eingeteilt.
1. Phase: Die Prämenopause
Während der Prämenopause (prä = vor) werden Zyklen und Blutungen unregelmäßiger und die Eisprünge immer seltener. Manche Frauen spüren bereits erste Symptome wie Hitzewallungen und Stimmungsschwankungen.
2. Phase: Die Menopause
Strenggenommen handelt es sich bei der Menopause nur um die wenigen Tage der letzten Monatsblutung. Um diesen wichtigen Zeitraum jedoch etwas weiter zu fassen, spricht man von der Perimenopause und schließt das der letzten Blutung folgende Jahr mit ein.
3. Phase: Die Postmenopause
Die Postmenopause (post = nach) ist die Zeit nach der Perimenopause. Die Östrogenbildung in den Eierstöcken wird jetzt

endgültig beendet. Dieser Hormonentzug macht sich mit den typischen Beschwerden während der gesamten Zeit der Wechseljahre bemerkbar.

Oft fallen die Wechseljahre mit einer gravierenden Umstellung der Lebensumstände zusammen. Die Kinder gehen aus dem Haus, die eigenen Eltern sind alt geworden, Berufs- und Familienleben verlaufen in festen Bahnen. Deshalb suchen Frauen in dieser Zeit nicht selten nach neuen Orientierungsmöglichkeiten. Dies mag zu Konflikten führen, kann aber auch eine große Chance sein! Wenn diese erkannt und genutzt wird, kann eine Frau mit ihrem neuen Lebensabschnitt körperlich und seelisch besser zurechtkommen.

Es ist interessant, daß sich Hildegard von Bingen in ihren Anmerkungen zu diesem Thema nicht nur auf die Wechseljahre der Frau, sondern auch auf die des Mannes bezieht. Mit dieser Thematik beschäftigt sich die Wissenschaft erst seit einigen Jahren – also ist Hildegard auch in diesen Erkenntnissen ihrer Zeit um Jahrhunderte voraus.

So schreibt sie beispielsweise über den Geschlechtstrieb im reifen Mannesalter:

> „Vom fünfzigsten Lebensjahr an läßt der Mann von seinem kindlichen, unausgeglichenen Benehmen ab und bekommt einen festen Charakter. Ist er frisch und kräftig von Natur, dann nimmt der Geschlechtstrieb um das siebzigste Lebensjahr bei ihm ab, ist er aber schwächlich von Natur, dann verringert er sich bei ihm um das sechzigste Jahr und so weiter bis zum achtzigsten. Nach dem achtzigsten Lebensjahr erlischt er in ihm." (*Causae et Curae*)

Sie schreibt außerdem, daß das Blut im Menschen je nach Mondstand ab- oder zunähme. Diese Veränderungen seien nach dem 50. Lebensjahr nicht mehr so stark. Noch später ließen sie fast ganz nach – dadurch nähmen Menschen nach Hildegards Meinung in dieser Zeit oft auch an Gewicht zu.

„Vom fünfzigsten oder manchmal auch vom sechzigsten Lebensjahr bekommt die Frau im Bereich ihrer Leibesöffnungen Komplikationen und trocknet dort aus, so daß die Monatsblutung heimkehrt, nämlich in die Geschlechtsorgane. ... Die Monatsblutungen hören auf, und die Gebärmutter beginnt zu schrumpfen und sich zusammenzuziehen, so daß sie keine Kinder mehr bekommen kann." (*Causae et Curae*)

Hildegard meint auch, daß die Frau um das 50. Lebensjahr herum „ihr mädchenhaftes Verhalten und ihr unausgeglichenes Wesen ablegt". Danach habe sie ein geordnetes, ausgeglichenes Wesen.

Die Menopause – also die Beendigung der Monatsblutungen – bedeutet aber durchaus nicht, daß eine Frau die Lust am Geschlechtsverkehr verliert. Hildegard differenziert hier – wie auch bei den Männern – zwischen zwei verschiedenen Konstitutionstypen:

„Ist die Frau von feuchter, frischer und kräftiger Natur, dann nimmt bei ihr die Fleischeslust um das siebzigste Lebensjahr ab. Ist sie aber eine zarte, kränkliche Natur, dann legt sich bei ihr der Geschlechtstrieb um das sechzigste Lebensjahr und verläßt sie um das achtzigste." (*Causae et Curae*)

Wenn während der Wechseljahre sexuelle Unlust auftritt, hat dies in den meisten Fällen psychologische Gründe. Oft ist es das Gefühl, nicht mehr attraktiv zu sein und auf den Mann nicht mehr anziehend zu wirken, nicht liebenswert zu sein oder nicht genügend geliebt zu werden und möglicherweise durch eine andere Frau „ersetzt" zu werden.

Aber in der Liebe spielt das Alter keine Rolle. Liebe kann man selbst nur erfahren, wenn man sie auch anderen Menschen entgegenzubringen vermag. Und eine Verbindung, die bis jetzt gehalten hat, wird nicht deswegen auseinanderbrechen, weil eine Frau in die Wechseljahre kommt. Trennungen haben sehr oft mit der bereits beschriebenen veränderten Lebenssituation zu tun – z. B., daß die gemeinsame Verantwortlichkeit für die Kinder wegfällt, die inzwischen selbst erwachsen geworden sind. Es ist übrigens eine interessante Tatsache, daß es in diesem Lebensalter meistens die Frauen sind, die eine Scheidung einreichen.

Natürlich haben die Wechseljahre auch körperliche Auswirkungen auf die Sexualität der Frau. Dies ist häufig in einem Östrogenmangel begründet. So kann etwa die Scheide trockener und dadurch der Verkehr möglicherweise schmerzhaft werden. Hier kann möglicherweise der Arzt mit einem Hormonpräparat helfen, oder es kann ein Gleitmittel benutzt werden. Die Liebes- und Orgasmusfähigkeit wird dadurch jedenfalls nicht beeinträchtigt.

Typische Beschwerden der Wechseljahre der Frau sind:
- Hitzewallungen und Schweißausbrüche;
- Trockenheit der Scheide;
- Gewichtszunahme;
- Stimmungsschwankungen;
- Schlafstörungen;
- Hautveränderungen wie z. B. trockene, rissige Haut und das Auftreten von Hautflecken;
- Blasenschwäche (Inkontinenz);
- beschleunigter Abbau der Knochensubstanz (Osteoporose).

Beschwerden während der Wechseljahre

Blasenschwäche (Inkontinenz)

Eine sehr lästige Erscheinung während der Wechseljahre ist die Harninkontinenz. Viele Frauen stellen in dieser Zeit fest, daß sie häufiger auf die Toilette müssen als in früheren Jahren. Was noch irritierender ist: Viele merken, daß sie bei körperlicher Betätigung – wie Jogging und Gymnastik – oder wenn sie lachen oder husten, etwas Harn verlieren.

Meistens ist dafür eine erschlaffte Beckenbodenmuskulatur verantwortlich. Dadurch senkt sich die Gebärmutter, drückt auf die Blase, und die Harnröhre knickt ab.

Es gibt fünf verschiedene Arten der Blasenschwäche.

1. Belastung (Streßinkontinenz)

Diese ist die am häufigsten auftretende Form. Bei spontaner körperlicher Anspannung (Husten, Lachen, Springen, Niesen) oder auch beim Heben schwerer Gegenstände geht ungewollt etwas Harn ab, weil der Schließmuskel der Harnröhre nicht richtig funktioniert.

2. Dranginkontinenz

Diese Form wird am zweithäufigsten diagnostiziert. Dabei tritt der Harndrang ganz plötzlich auf und läßt sich nur schwer kontrollieren.

3. Mischformen

Oft wird vom Arzt auch eine Mischform von Belastungs- und Dranginkontinenz diagnostiziert.

4. Überlaufinkontinenz

Hierbei fehlt der vorausgehende, „warnende" Harndrang, weil die Blasenmuskeln nicht richtig arbeiten. Erst bei überfüllter Blase fließt Harn ab.

5. Reflexinkontinenz

Auch hier fehlt der Harndrang. Hinzu kommt, daß die Blasenmuskeln sich schon bei geringer Harnmenge zusammenziehen und als Folge Urin abgeht.

Für Blasenschwäche gibt es zahlreiche Ursachen, z.B.
- psychische Belastungen,
- zuviel Kaffee und Nikotin,
- Blaseninfekte,
- Schwäche des Blasenschließmuskels (als Alterserscheinung),
- Erschlaffung der Beckenbodenmuskulatur als Spätfolge von Entbindungen,
- angeborene Fehlbildungen,
- Diabetes.

Alle diese Ursachen und auch die spezielle Form der Blasenschwäche sollten vom Arzt genau abgeklärt werden, um effektiv behandelt werden zu können.

Essig und Wein

Hildegard empfiehlt bei Blasenschwäche, möglichst alle Speisen mit etwas Essig zu würzen und diesen auch zu trinken. Für letzteres empfiehlt sich vor allem Obstessig, von dem man 1 Eßlöffel auf 1 Glas Wasser gibt. Auch erwärmter Wein soll hilfreich sein. Auf diese Art werden Magen und Blase erwärmt. Ihre Erklärung für die Wirksamkeit dieses Rezeptes:

„Die Wärme des Weines, auf dem Feuer noch gesteigert und so beim Trinken aufgenommen, erwärmt den Magen und die Blase, hält den Harn bis zur richtigen Verdauung zurück und bringt ihm die richtige Verdauung und Wärme." (*Causae et Curae*)

Salbeitee

Zutaten:
1 EL Salbei
1 Tasse kochendes Wasser

Zubereitung und Anwendung:
Den Salbei mit dem kochenden Wasser übergießen und zugedeckt einige Minuten ziehen lassen.

Den Tee trinken, solange er noch warm ist.

1 bis 2 Tassen täglich trinken.

Hildegards Erklärung für die Wirksamkeit des Tees:

> „Der Salbei beseitigt durch seine Wärme den Schleim, der durch die Kälte der Säfte im Magen und in der Blase entstanden ist und auch den Harn vor der Verdauung austreibt." (*Causae et Curae*)

Was Sie sonst noch tun können:

- *Beckenbodengymnastik*

  Dies gibt Ihnen eine einfache Möglichkeit zur Stärkung der Muskulatur, die die Harnröhre verschließt.

  Wichtig ist, daß Sie sich zunächst Ihrer Beckenbodenmuskulatur bewußt werden. Diese umgibt Scheide und After und bildet eine Art Doppelschlinge, die unter dem Schambein beginnt und um beide Körperöffnungen eine Art „Achterschleife" bildet. Es ist recht einfach, diese Muskeln zu identifizieren: Wenn Sie den Urinfluß mitten im Harnlassen stoppen wollen, geschieht das mit diesen Muskeln.

  Beginnen Sie, diese Muskeln etwa 25mal hintereinander anzuspannen, und tun Sie dies dreimal täglich.

  Steigern Sie dieses Muskeltraining auf 100 und mehr Kontraktionen dreimal täglich.

  Übrigens können Sie diese Übungen jederzeit durchführen, etwa am Schreibtisch oder an der Bushaltestelle.

- Gegen jede Art von Blasenschwäche helfen Kürbiskerne. Diese sind außerdem eine gesunde Alternative zum Fernseh-Knabbergebäck! Kürbiskerne erhalten Sie im Naturkostladen und im Reformhaus.

Schlafstörungen

Es mag während der Wechseljahre auch zu Schlafstörungen kommen. Natürliche Mittel, die hier helfen können und die von Hildegard von Bingen empfohlen werden, finden Sie in der *Gesundheitsfibel*.

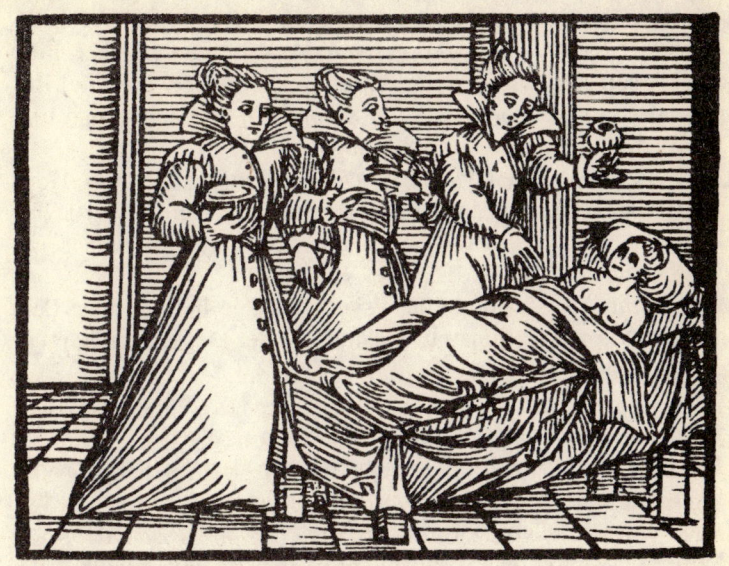

Stimmungsschwankungen und Depressionen

Während der Wechseljahre kommt es häufig zu Stimmungs-schwankungen und Depressionen. Ursache ist oft Hormonman-gel. Nicht selten spielen aber auch veränderte Lebensumstände – z. B. die Trennung vom Partner oder von den nun erwachsen gewordenen Kindern eine wichtige Rolle.

Auch gegen Depressionen empfiehlt Hildegard von Bingen verschiedene natürliche Heilmittel. Näheres darüber finden Sie im Band *Gesundheitsfibel*.

Was Sie sonst noch tun können:
- Gerade bei Stimmungsschwankungen sollten Sie besonders gut zu sich selbst sein und sich fragen, was *Sie* im Moment gerade möchten, was Ihnen guttun könnte. Das kann ein ent-spannendes Bad sein, eine kleine Einkaufstour, schöne Musik oder ein gutes Buch.

- Entspannungstechniken können auch bei mit den Wechseljahren verbundenen depressiven Verstimmungen sehr hilfreich sein. Erkundigen Sie sich in Ihrer Volkshochschule! Besonders empfehlenswert sind autogenes Training, Yoga und verschiedene Arten der Meditation.
- Kräutertees wirken ebenfalls, z.B. ein Tee aus Baldrian, Hopfen oder Melisse. Ein natürlicher Stimmungsaufheller ist Johanniskraut, das bereits nach ein oder zwei Wochen seine Wirkung zeigt.
- Manchmal kann auch eine Psychotherapie helfen, neue Perspektiven zu gewinnen und damit aus der Depression herauszufinden.

Hitzewallungen und Schweißausbrüche
Eine der lästigsten Begleiterscheinungen der Wechseljahre ist wohl die „aufsteigende Hitze". Während man diese am Tag noch einigermaßen – oft durch reine Notwendigkeit oder auch Willensanstrengung – kontrollieren kann, ist man nachts mehr oder weniger wehrlos dagegen. Man wacht ständig auf (es gibt Untersuchungen, die besagen, daß dies bis zu 80mal der Fall sein kann!) und ist am Morgen natürlich entsprechend unausgeschlafen und geschwächt.

Bei diesen Hitzewallungen steigt der Puls an, die Blutgefäße erweitern sich, ein heftiges Wärmegefühl überflutet Hals, Kopf und Oberkörper, und die Temperatur der Haut steigt um mehrere Grade an. Solch eine „Wallung" kann Minuten dauern. Außerdem kann es dabei zu Schweißausbrüchen kommen.

Diese Beschwerden treten bei jeder Frau in unterschiedlicher Intensität auf. Es gibt aber auch nicht wenige Frauen, die sich fast völlig beschwerdefrei fühlen!

Gegen Hitzewallungen und Schweißausbrüche empfiehlt Hildegard von Bingen vor allem Salbei. Man kann diese Heilpflanze sowohl äußerlich als auch innerlich anwenden, so etwa den „Salbeitee" (Rezept s. Seite 87) oder das

Salbeibad
Zutaten:
1 Handvoll Salbei
1 l Wasser

Zubereitung und Anwendung:
Salbei mit dem kochenden Wasser übergießen, 15 Minuten ziehen lassen, abseihen.
Den Sud ins Badewasser geben.

Die Hildegard-Medizin empfiehlt außerdem die Weinraute, da diese den blutdrucksenkenden Stoff Rutin enthält. Man kann Weinraute-Tabletten nehmen, die auch von der homöopathischen Medizin empfohlen werden. Aber man kann unterstützend auch Weinrauten-Tee trinken, um die lästigen Hitzewallungen zu lindern.

Weinrauten-Tee
Zutaten:
1 TL Weinraute
1 Tasse kochendes Wasser

Zubereitung und Anwendung:
Die Weinraute mit dem kochenden Wasser übergießen und 2 Minuten zugedeckt ziehen lassen, abseihen.
Von diesem Tee täglich 1-2 Tassen trinken.

Ebenfalls gegen Hitzewallungen hilft das von Hildegard oft empfohlene Heilkraut Galgant. In speziellen Hildegard-Geschäften oder auch bei Versandhäusern, oft aber auch im Reformhaus, erhalten Sie diese Galgant-Tabletten.

Trockenheit der Scheide und der anderen Schleimhäute
Da sich während der Wechseljahre die Hormonproduktion vermindert, wird die Scheidenschleimhaut dünner und trockener. Dies kann zu Hautreizungen, zu Schwierigkeiten beim Geschlechtsverkehr und zu einer größeren Anfälligkeit gegen Scheideninfektionen führen. Frauen, die sexuell aktiv sind, haben übrigens eine sehr viel besser durchblutete Schleimhaut und damit auch weniger Probleme in diesem Bereich.

Leider gibt Hildegard von Bingen für dieses Problem keine näheren Hinweise. Besprechen Sie es deshalb mit Ihrem Frauenarzt, der Ihnen entweder eine Östrogensalbe oder auch ein hormonfreies Gleitmittel verschreiben kann.

Was Sie sonst noch tun können:
- Vermeiden Sie Schaumbäder und Seifen, die die Haut reizen oder austrocknen könnten.
- Tragen Sie keine zu engen Jeans.
- Bestreichen Sie die Scheidenschleimhaut regelmäßig mit etwas Naturjoghurt.

Gewichtszunahme
Viele Frauen nehmen während der Wechseljahre deutlich an Gewicht zu. Bisher hat die Medizin keine Anhaltspunkte dafür, daß dies auf den Hormonmangel oder auf eine eventuelle Hormonbehandlung zurückzuführen ist. Allerdings beobachtet man bei stark übergewichtigen Frauen einen höheren Östrogenspiegel, weil im Fettgewebe Hormonvorstufen in aktive Östrogene umgewandelt werden können, auch wenn die Eierstöcke nicht mehr arbeiten.

In den meisten Fällen ist der Grund allerdings eine mangelnde körperliche Aktivität, die nicht selten durch das veränderte Körpergefühl verursacht wird, und ein zu reichliches Essen, mit dem Frustrationsgefühle kompensiert werden sollen. Eine ausgewogene, gesunde Ernährung ist deshalb in dieser Zeit besonders wichtig! Einzelheiten dazu finden Sie in den Bänden *Ernährungslehre*, *Küche aus der Natur* und *Dinkelkochbuch*.

Was Sie sonst noch tun können:
- Sorgen Sie für ausreichende Bewegung. Besonders geeignet sind Wandern oder Spazierengehen, Schwimmen, Radfahren und Gymnastik.
- Gewinnen Sie eine positive Einstellung zu sich selbst und Ihrem Körper. Oft helfen dabei Entspannungstechniken. Manchmal ist eventuell eine Psychotherapie angeraten.

Hautveränderungen
Schon lange vor Eintritt der Wechseljahre wird bei den meisten Frauen die Haut immer trockener. Das bedeutet, daß ihr vermehrt Fett und Feuchtigkeit zugeführt werden müssen. Verwenden Sie deshalb Ihrem Hautbild entsprechende Pflegemittel. Weitere Hinweise zur Haut- und Schönheitspflege finden Sie im Band *Schönheitspflege*.

Was Sie sonst noch tun können:
- Führen Sie Ihrer Haut vor allem von innen her ausreichend Feuchtigkeit zu! Das bedeutet, daß Sie am Tag mindestens drei Liter Flüssigkeit zu sich nehmen sollten – etwa in Form von Mineralwasser, Kräutertees und Säften.
- Schützen Sie Ihre Haut mit feuchtigkeitshaltigen Präparaten gegen trockene Heizungsluft im Winter und Sonneneinstrahlung im Sommer.

Osteoporose
Medizinexperten schätzen, daß zwischen vier und acht Millionen aller Bundesbürger an Osteoporose leiden. Davon sind 80 Prozent Frauen! Bei der Osteoporose handelt es sich um eine „Knochenerweichung", also eine Verminderung der Knochensubstanz.

Dabei handelt es sich im Grunde um einen ganz normalen biologischen Vorgang, denn ungefähr ab dem 35. Lebensjahr läßt die Festigkeit unserer Knochen allmählich nach. Sie verlieren pro Jahr dann etwa 1 bis 1,5 Prozent ihrer Masse, ohne daß dadurch gesundheitliche Probleme entstehen. Gefährlich wird es erst dann, wenn die Knochen plötzlich noch stärker abbauen oder wenn sie schon vor Beginn dieses natürlichen Alterungsprozesses „morsch" sind.

Bei der Osteoporose trifft häufig beides zusammen – sie ist fast immer das Ergebnis einer über Jahre andauernden schleichenden Entwicklung, an der mehrere Faktoren beteiligt sind:
Falsche Ernährung ist die häufigste, allerdings nicht die einzige Ursache.
Die familiäre Veranlagung kann ebenfalls eine große Rolle spielen: Wenn Ihre Eltern bereits an Osteoporose litten, sind Sie überdurchschnittlich gefährdet, selbst daran zu erkranken.
Auch Bewegungsmangel kann die Knochen schwächen!
Ein besonders wichtiger Faktor bei der Entstehung von Osteoporose ist Kalziummangel. Dieser kann bei Erkrankungen auftreten, z. B. bei Magen- und Zwölffingerdarmgeschwüren, bei entzündlichen Darmerkrankungen (wie Colitis ulcerosa und Morbus Crohn), bei Nierenschwäche und bei Erkrankungen der Nebenschilddrüsen.
Auch bestimmte Arzneimittel können die Kalziumaufnahme bremsen oder den Knochenumbau stören. Dazu gehören beispielsweise Cortison und Schilddrüsenhormone.
Außerdem sind Kaffee und Alkohol von negativem Einfluß. Schon zwei Tassen Kaffee täglich genügen, um 100 Milligramm Kalzium aus dem Körper zu schwemmen! Alkohol ist ähnlich gefährlich.
Hormonstörungen sind der Hauptgrund dafür, daß die Osteoporose vor allem Frauen – besonders in der zweiten Lebenshälfte – betrifft. Die Medizin geht heute davon aus, daß vor al-

lem Östrogenmangel die Ursache für den beschleunigten Knochenabbau ist.

Das erste sichtbare Symptom der Osteoporose ist oft der Rundrücken, den man früher „Witwenbuckel" nannte. Er entsteht, wenn die Wirbel ihre Knochensubstanz verlieren. Sie sinken dann regelrecht zusammen – ein Vorgang, der starke Rückenschmerzen verursachen kann. Noch frühere Anzeichen sind leichte Rückenschmerzen, die mit der Zeit immer stärker werden. Manche Frauen stellen auch fest, daß sie „schrumpfen", also kleiner werden. Später werden dann auch die Röhrenknochen, also die tragenden Skelettknochen, porös. Das Resultat ist eine erhöhte Bruchgefahr, vor allem für die Oberschenkelhals- und Unterarmknochen.

Hildegard von Bingen empfiehlt bei allen Wechseljahresbeschwerden vor allem den Dinkel zu einer gesunden Ernährung. Damit wird Ihr Kalziumhaushalt ausgeglichen und einer Sprödigkeit der Knochen vorgebeugt. Rezepte und nähere Einzelheiten dazu finden Sie im Band *Dinkelkochbuch*. Weitere Ernährungshinweise enthalten die Bände *Ernährungslehre* und *Küche aus der Natur.*
Außerdem weist sie in diesem Zusammenhang auf die Weinraute hin, die neben vielen anderen Beschwerden der Wechseljahre auch die Osteoporose verhindern oder zumindest lindern kann. Durch das in dieser Pflanze enthaltene Rutin werden Knochen und Zähne gestärkt.

Erkrankungen der weiblichen Geschlechtsorgane

Scheideninfektionen

Leider macht Hildegard von Bingen keine Angaben zur Behandlung dieser Infektionen, die gerade in unserer Zeit vielen Frauen Probleme verursachen. Möglicherweise traten sie im Mittelalter nicht so häufig auf oder wurden – was fast wahrscheinlicher ist – als eine selbstverständliche Begleiterscheinung des weiblichen Lebens angesehen. Viele Kräuter, die im folgenden zur Heilung angegeben werden, empfiehlt auch Hildegard. Nähere Angaben zu diesen Pflanzen finden Sie im Band *Pflanzen- und Kräuterkunde*.

Scheideninfektionen werden unter anderem durch Pilze, Chlamydien, Herpesviren oder Trichomonaden verursacht. Diese Erkrankungen werden hauptsächlich beim Geschlechtsverkehr übertragen. Pilze können sich aber auch leicht in Schwimmbädern oder in der Sauna vermehren, Bakterien bei mangelnder Hygiene. Infektionen im Scheidenbereich werden außerdem durch Östrogen- und Insulinmangel begünstigt. Das bedeutet, daß Frauen in den Wechseljahren und Diabetikerinnen für derartige Erkrankungen besonders anfällig sind.

Wenn eine Infektion rechtzeitig erkannt und behandelt wird, ist kaum mit Nachfolgeerkrankungen zu rechnen. Allerdings kommt es während der Infektion zu unangenehmen Begleiterscheinungen, vor allem zu Ausfluß und zu einem lästigen Juckreiz.
Übrigens muß Ausfluß nicht unbedingt ein Anzeichen für eine Erkrankung sein. Die Scheide ist von Natur aus durch ihre Absonderungen stets feucht. Normal ist ein Ausfluß z. B. zur Zeit des Eisprungs, zu der er als dünnflüssiges Sekret in Erschei-

nung tritt. Bei sexueller Erregung ist Ausfluß nicht nur völlig normal, sondern auch notwendig, um eine schmerzfreie körperliche Vereinigung zu ermöglichen. Ebenso unbedenklich ist auch der sog. Weißfluß, der bei vielen jungen Mädchen etwa ein halbes Jahr vor ihrer Regelblutung zu bemerken ist.

Die häufigsten Ursachen für Infektionen im Scheidenbereich sind Pilze. Normalerweise sind Pilze harmlose „Mitbewohner" der Schleimhaut. Erst wenn eine Störung des biologischen Gleichgewichts eintritt, können sie sich ungehindert vermehren und so krankhafte Reaktionen verursachen. Dadurch kommt es zu einem weißen Belag der Scheidenschleimhaut, zu Rötungen und zu Schmerzen.

Gründe für Pilzinfektionen (Mykosen) können Medikamente (Antibiotika), Verhütungsmittel (Spirale, Schaum), falsche Ernährung (Zucker, Kohlenhydrate, Alkohol und Kaffee), Diabetes oder eine Schwangerschaft sein. Klären Sie die Ursachen mit Ihrem Frauenarzt ab.

Was Sie sonst noch tun können:
- Spülungen oder Sitzbäder mit Aufgüssen von Kamille, Salbei und vor allem Frauenmantel können nicht nur den Juckreiz lindern, sondern auch insgesamt heilsam auf die Schleimhaut einwirken.
- Auch ein Essig-Sitzbad kann helfen. Geben Sie dazu 5 Eßlöffel Obstessig auf 5 Liter körperwarmes Wasser.
- Bestreichen Sie einen Tampon mit etwas Naturjoghurt, und tragen Sie ihn für einige Stunden. Wiederholen Sie diese Prozedur mehrere Tage.
- Vermeiden Sie parfümierte Seifen und Intimsprays, weil diese den Säuregehalt der Schleimhaut verändern können.
- Ernähren Sie sich mit einer gesunden, ausgewogenen Kost, die wenig Zucker und Weißmehl, dafür um so mehr Vitamine und Mineralstoffe enthält. Nähere Angaben zur Ernährung

finden Sie in den Bänden *Ernährungslehre, Küche aus der Natur* und *Dinkelkochbuch.*

- Tees aus Schafgarbe, Odermenning und Brennessel stärken ganz allgemein das Immunsystem.
- Achten Sie auch auf Ihre Kleidung und insbesondere auf die Unterwäsche. Die Sporen der Pilze können nämlich auch außerhalb des Körpers überdauern. Deshalb sollten Sie möglichst kochfeste Wäsche (Baumwolle) tragen und diese täglich wechseln, um Neuinfektionen zu vermeiden.
- Möglicherweise hat auch Ihr Verhütungsmittel schuld an der Scheideninfektion. So enthält beispielsweise die Pille Hormone, die das Scheidenmilieu verändern können. Auch die Spirale kann eine solche Wirkung haben. Fragen Sie Ihren Frauenarzt, und wechseln Sie ggf. zu einem anderen Verhütungsmittel.

Auch Parasiten können Scheideninfektionen verursachen. Dazu gehören Trichomonaden, Chlamydien und Papillomaviren. *Trichomonaden* sind winzige Geißeltierchen, die bei etwa der Hälfte aller Frauen vorkommen. Symptome für ein krankhaftes Überhandnehmen dieser Parasiten sind stark riechender Ausfluß und Juckreiz. Bei entsprechenden Beschwerden, die länger andauern, sollten Sie mit Ihrem Frauenarzt sprechen.

Was Sie sonst noch tun können:
- Nehmen Sie täglich ein Essig-Sitzbad. Dazu geben Sie 5 Eßlöffel Obstessig in 5 Liter körperwarmes Wasser.
- Beträufeln Sie eine Binde mit etwas Essigwasser, um das Brennen und Jucken im Scheidenbereich zu lindern. Dazu mischen Sie 1 Eßlöffel Wasser mit 1/2 Teelöffel Obstessig.
- Weitere Möglichkeiten zur Selbsthilfe finden Sie weiter oben unter „Scheideninfektionen".

Eine weitere Parasitenart, die den Scheidenbereich ungünstig beeinflussen kann, sind die *Chlamydien,* winzige bakterienähnliche Lebewesen. Oft treten dabei gar keine Symptome auf, aber als Folge einer solchen Infektion kann es zu Eileiterentzündungen, Unfruchtbarkeit und – im Falle einer Schwangerschaft – zu Fehlgeburten kommen. Aus diesem Grund untersuchen viele Gynäkologen ihre Patientinnen im Zuge der Schwangerschaftsvorsorge auf Chlamydienbefall.

Papillomaviren verursachen Wucherungen – sog. Feigwarzen – im Genitalbereich. Obwohl sie das Krebsrisiko erhöhen, handelt es sich bei ihnen um gutartige (und nicht schmerzende) Wucherungen im Bereich des Scheideneingangs. Wenn sie rechtzeitig entdeckt werden, sind sie leicht zu behandeln. Deshalb ist es sehr wichtig, daß Vorsorgeuntersuchungen beim Frauenarzt gewissenhaft wahrgenommen werden!

Unterleibsentzündungen

Entzündungen im Unterleibsbereich können sehr schmerzhaft sein. Mitunter werden sie von hohem Fieber begleitet. Deshalb sollten Unterleibsentzündungen unbedingt möglichst bald ärztlich behandelt werden. Wenn sie nicht vollständig ausgeheilt werden, können gefährliche Krankheiten – manchmal bis hin zum Krebs – die Folge sein.

Allerdings können Sie selbst vieles tun, um Unterleibsentzündungen erst gar nicht entstehen zu lassen. Dazu gehört z. B. eine vollwertige Ernährung, ausreichende – aber nicht übertriebene – Hygiene und das Vermeiden einer Unterkühlung des Unterleibs durch angemessene Kleidung (warme Socken und Unterwäsche usw.).

Blasenentzündung
Besonders häufig treten Blasenentzündungen bei Frauen auf, weil die Erreger durch die kurze Harnröhre schnell in die Blase eindringen können. Sie treten eher im Sommer auf, weil man

leichter ins Schwitzen gerät und dann einen kühlenden Luftzug als angenehm empfindet. Viele Frauen verhalten sich nach dem Baden leichtsinnig: Sie trocknen sich nicht ab oder lassen sogar den nassen Badeanzug an. So kommt es zur Unterkühlung, und der Körper hat nicht mehr genügend Abwehrkräfte. Nicht selten entsteht daraus eine Infektion mit Bakterien oder anderen Krankheitskeimen.

Fast die Hälfte aller Blasenentzündungen wird durch Darmbakterien verursacht, die vom nahe gelegenen After aus in die Harnröhre gelangen. Auch eine Gebärmutter- oder Blasensenkung kann zu einer Blasenentzündung führen, weil sich Erreger in gestautem Urin besonders leicht vermehren. Begünstigt werden Blasenentzündungen außerdem durch hormonell bedingte Veränderungen im Bereich von Scheide und Gebärmutter. Sie treten deshalb besonders häufig während der Schwangerschaft, nach einer Geburt oder nach gynäkologischen Operationen auf.

Schmerzen im Unterleib, Brennen beim Wasserlassen und häufiger Harndrang sind die typischen Symptome für einen Blasenkatarrh oder eine Blasenentzündung. Sie sollten beim Verdacht einer solchen Erkrankung möglichst bald einen Facharzt für Urologie aufsuchen. Dieser legt mit Hilfe einer Urinprobe eine Bakterienkultur an, die es ihm ermöglicht, das richtige Medikament gegen die Erreger zu bestimmen.

Iriswein

Hildegard von Bingen empfiehlt die Schwertlilie, die ihrer Natur nach warm und trocken sei, zur Behandlung von Blasenleiden aller Art:

> „Wer von der Schwierigkeit des Harnlassens zusammengeschnürt wird, in dem erweicht es den Stein und die Harnwege, und das was zusammengeschnürt war, wird eröffnet werden." (*Physica*)

Der aus Schwertlilienwurzeln hergestellte Iriswein ist in der Apotheke erhältlich und sollte nach der Packungsaufschrift eingenommen werden.

Gebärmutterentzündung
Ursachen für eine Gebärmutterentzündung können Infektionen (auch infolge des Einsetzens der Spirale), Fehlgeburten und Gebärmutterverlagerungen sein. Symptome sind meistens ein allgemeines Krankheitsgefühl. Häufig entsteht ein Druckschmerz oder ein schmerzhaftes Ziehen im Unterleib, das sich bis zu Krämpfen steigern kann. Außerdem kann es zu Ausfluß wie bei einer Scheidenentzündung kommen.

Mit einer Gebärmutterentzündung sollten Sie sich unbedingt in ärztliche Behandlung begeben. Vorbeugend und unterstützend zur ärztlichen Therapie können Sie allerdings selbst zu Ihrer Gesundung beitragen, indem Sie die Maßnahmen anwenden, die unter „Scheideneninfektion" (s. Seite 96 f.) aufgeführt sind.

Hildegard von Bingen empfiehlt in ihrer *Physica* das Hirschzungenelixier und die Kamillensalbe (Rezept s. Seite 67).

Hirschzungenelixier
Da die Hirschzunge unter Naturschutz steht, sollten Sie auf das fertige Elixier zurückgreifen, das es in vielen Reformhäusern und Apotheken sowie im Hildegard-Versandhandel gibt. Trinken Sie davon täglich 3 kleine Likörgläser jeweils nach dem Essen.
Hildegard schreibt dazu:
> „Es hilft der Leber, reinigt die Lunge, heilt die Eingeweide und beseitigt innere Eiterungen und Verschleimung." (*Physica*)

Eileiterentzündung

Häufig tritt eine Eileiterentzündung bei einer Infektion aus der Scheide oder der Gebärmutter auf. Dabei greifen die Erreger auf die Eileiter über. Die Entzündung macht sich durch starke Schmerzen im Unterbauch bemerkbar. Diese können sich bis in die Leistengegend, in die Knie und in den Rücken erstrecken. Der Bauch ist sehr druckempfindlich. Häufig ist eine Eileiterentzündung auch mit hohem Fieber verbunden und kann dann nur noch im Krankenhaus behandelt werden. Wichtig bei der Behandlung sind Wärme und strenge Bettruhe. Von einer Selbstbehandlung ist dringend abzuraten!

Eierstockentzündung

Auch hier sind meistens Krankheitserreger, die von der Scheide zu den Eierstöcken aufsteigen, Ursache der Entzündung. Aber sie kann auch ausgelöst werden durch eine Bauchfell- oder Blinddarmentzündung, durch Infektionen im Wochenbett oder durch Einlegen der Spirale, Unterkühlung, chronische Verstopfung. Mitunter ist eine Eierstockentzündung auch die Folge einer nicht rechtzeitig erkannten Eileiterentzündung.

Bei einer akuten Eierstockentzündung treten plötzlich heftige Schmerzen im Unterbauch auf, der auch druckempfindlich ist. Außerdem kommt es zu verstärktem Harndrang, Blutungen, Schüttelfrost und Temperaturerhöhung, verbunden mit Übelkeit und Verstopfung.
Bei einer chronischen Eierstockentzündung empfindet man ein Schweregefühl im Unterleib. Es kommt zu Fieberschüben, Darmkoliken, schmerzhaften Stuhlentleerungen oder auch zu Verstopfungen.
Eine Eierstockentzündung muß unbedingt ärztlich behandelt werden! Nach Absprache mit dem Arzt können Sie seine Therapie mit den folgenden Maßnahmen unterstützen.

In ihrer *Physica* empfiehlt Hildegard von Bingen den Eibisch, der seiner Natur nach warm und trocken ist, gegen fiebrige Erkrankungen.

Eibisch-Sitzdampfbad

Zutaten:
1 Handvoll Eibisch
2 l Wasser

Zubereitung und Anwendung:
Die Eibischwurzeln mit kaltem Wasser übergießen und zugedeckt 1 Stunde stehenlassen.
Dann gut erwärmen, aber nicht kochen.
Geben Sie das Ganze in einen Eimer und setzen Sie sich darüber. Decken Sie Unterleib und Eimer gut mit einer Decke ab, damit der Dampf nicht entweichen kann. Nach dem Dampfbad, das etwa eine Viertelstunde andauern sollte, gut abtrocknen und warm anziehen oder ins warme Bett gehen.

Eine gute Ergänzung zu diesem Sitzdampfbad ist die Behandlung mit Eberrautenöl. Hildegard schreibt in der *Physica*, daß die Eberraute ihrer Natur nach warm und trocken ist, und empfiehlt sie vor allem zur Behandlung der Gicht.

Eberrautenöl

Zutaten:
15 g pulverisierte Eberraute
1/4 Olivenöl

Zubereitung und Anwendung:
Das Eberrautenpulver in dem Öl kurz aufkochen, gut durchrühren und in eine dunkle Flasche abfüllen.
Den Unterbauch vorsichtig und ohne Druck mit diesem Öl massieren.

Andere Unterleibserkrankungen

Eierstockzysten

Eierstockzysten bilden sich hauptsächlich in der Pubertät und in den Wechseljahren – also in hormonellen Umstellungsphasen des Körpers. Sie sind gutartig und verursachen oft keinerlei Beschwerden. Die meisten Zysten verschwinden von selbst. Deshalb empfiehlt es sich – wenn keine Schmerzen auftreten –, zunächst einmal zwei bis drei Zyklen abzuwarten, ehe über einen operativen Eingriff entschieden wird. Erst bei Schmerzen (bei der Menstruation oder in der Zyklusmitte) ist ein ärztliches Eingreifen erforderlich.

Zur Regulierung des Hormonhaushalts empfiehlt sich Hildegards Hirschzungen-Elixier. Nähere Angaben dazu finden Sie unter der Überschrift „Gebärmutterentzündung" (s. Seite 101 f.)

Myome

Bei Myomen handelt es sich um gutartige Geschwülste in der Gebärmutter. Die Ursachen für ihre Entstehung sind bislang noch nicht vollständig geklärt. Es ist aber sicher, daß sie durch den Einfluß des Hormons Östrogen wachsen. Deshalb verschwinden sie in den Wechseljahren, wenn die Hormonproduktion nachläßt, mitunter von selbst.

Die meisten Myome verursachen keine Beschwerden, allenfalls etwas stärkere Monatsblutungen und manchmal auch Unterleibschmerzen. Mitunter können Myome jedoch mehr als faustgroß werden und auf Eierstöcke, Blase oder Darm drücken. Dadurch kann es zu verstärkten Regelblutungen, schmerzhaften Bauchkrämpfen, Beschwerden beim Wasserlassen und unter Umständen auch zu Fruchtbarkeitsstörungen kommen.
Eine Möglichkeit zur Selbstbehandlung besteht nicht. Aber natürlich gibt es verschiedene Maßnahmen zur allgemeinen Stärkung des Organismus und zur Unterstützung der ärztlichen Maßnahmen.

Hildegard von Bingen nennt keine Behandlung dieses speziellen Problems, das zu ihrer Zeit ja auch noch nicht diagnostiziert werden konnte. Als hilfreich erwiesen haben sich Kräutertees, vor allem Schafgarbe, die sie in ihrer *Physica* als von Natur aus etwas warm und trocken bezeichnet, und natürlich Fenchel, den Hildegard immer wieder empfiehlt. Zur Schmerzlinderung können Sie für sanfte Unterleibsmassagen auf Hildegards Kamillensalbe (Rezept s. Seite 67) zurückgreifen.

Endometriose
Bei dieser Erkrankung handelt es sich um die Ansiedlung von Schleimhaut*inseln* außerhalb der Gebärmutter – z. B. an den Eileitern, den Eierstöcken, am Gebärmuttermund, in der Vagina, in Blase oder Darm. So kann es zu heftigen Schmerzen, vor allem während der Monatsblutung, kommen. Auch Zwischenblutungen sind möglich. Eine Endometriose sollte nicht unbehandelt bleiben, weil sie sonst in vielen Fällen zur Unfruchtbarkeit führen kann. Über die Ursachen der Endometriose gibt es bislang zwar nur Theorien, aber dennoch wirksame schulmedizinische Therapien. Diese sehen entweder einen operativen Eingriff oder eine Hormonbehandlung vor.

Auch über diese Erkrankung konnte Hildegard von Bingen aus dem Erkenntnisstand ihrer Zeit noch nicht schreiben. Ebensowenig ist eine Selbstbehandlung möglich. Aber Sie können einiges zur Ergänzung der schulmedizinischen Therapie tun.

Was Sie sonst noch tun können:
- Zur Linderung der Beschwerden trinken Sie Kräutertees, am besten Fenchel oder Kamille. Jeden Tag zwei Tassen trinken, nach vier Wochen die Teesorte wechseln.
- Auch sanfte Unterleibsmassagen können die Schmerzen lindern.

Gebärmuttersenkung

Im Grunde handelt es sich bei einer Gebärmuttersenkung um eine natürliche Alterserscheinung, die durch die nachlassende Elastizität der Beckenbodenmuskulatur, des Bindegewebes und der Sehnen entsteht. Schwangerschaften, Geburten und schweres Heben können ebenfalls eine Rolle spielen. Auch eine angeborene Bindegewebeschwäche und Übergewicht begünstigen eine Gebärmuttersenkung.

In vielen Fällen ist ein ärztliches Eingreifen nicht notwendig – etwa wenn keine Schmerzen auftreten oder eventuelle Wucherungen sich von selbst zurückbilden. Andernfalls ist die Verordnung einer Scheideneinlage (Pessar) oder auch ein operativer Eingriff erforderlich. Typische Beschwerden sind ein Druckgefühl in Scheide und Blase. Auch die normale Blasenfunktion ist gestört, und es kann zu einer Streßinkontinenz kommen. Näheres dazu finden Sie im Kapitel „Die Wechseljahre" (s. Seite 86).

Obwohl es im Mittelalter – schon wegen der zahlreichen Geburten und der oft sehr schweren Arbeit, die Frauen zu leisten hatten – sicherlich häufig zu Gebärmuttersenkungen kam, lassen sich bei Hildegard von Bingen keine spezifischen Angaben zur Behandlung finden.

Was Sie sonst noch tun können:
- Beckenbodengymnastik, wie sie bereits im Kapitel „Blasenschwäche (Inkontinenz)" beschrieben wurde, ist nicht nur die beste Vorbeugung gegen eine Senkung der Gebärmutter, sondern sie kann sich auch bei einer bereits bestehenden Senkung positiv auswirken.
- Bei einer nur gering ausgeprägten Schwäche des Beckenbodens hilft auch die folgende Übung: Hinknien und die Unterarme auf den Boden legen, dabei den Po in die Luft

strecken und die Beckenbodenmuskeln abwechselnd anspannen und entspannen. Mehrmals täglich wiederholen.
- Bei Frauen, die Yoga machen oder Sport treiben, kann ein Kopfstand die gleiche Wirkung haben.
- Trinken Sie täglich 2 Tassen Schachtelhalmtee. Dieser wirkt gewebestärkend. Nach 4 Wochen wechseln Sie zu einem anderen Kräutertee.
- Bewährt hat sich z. B. eine Mischung aus Frauenmantel, Hopfen, Weidenröschen, Heidekraut und Johanniskraut.
- Nehmen Sie regelmäßig Sitzbäder, denen Sie einen kräftigen Absud von Schachtelhalm oder Schafgarbe zugesetzt haben.

Erkrankungen der Brust

Der Organismus der Frau unterliegt zyklischen Veränderungen – auch die Brust. So ist in der zweiten Hälfte des Zyklus die Brust stärker durchblutet, es kommt zu Wassereinlagerungen und damit auch zu einem – teilweise knotigen – Anschwellen der Brust.
Diese Veränderungen sind kurz vor der Menstruation besonders ausgeprägt. Viele Frauen empfinden ein schmerzhaftes Spannungsgefühl in der Brust, das mit dem Einsetzen der Blutungen nachläßt. Oft handelt es sich dabei um Auswirkungen des „Prämenstruellen Syndroms" (s. Seite 79 f.)

Bei Knötchenbildung muß, wie eben beschrieben, nicht unbedingt ein bösartiges Leiden (etwa Krebs) vorliegen. In sehr vielen Fällen können Verhärtungen oder Verdickungen in der Brust ganz harmlose Ursachen haben. Trotzdem sollten Sie
- regelmäßig die Vorsorgeuntersuchungen wahrnehmen,
- regelmäßig selbst Ihre Brust abtasten,
- im Zweifelsfalle möglichst bald den Frauenarzt aufsuchen.
Letzteres ist besonders wichtig. Liegt tatsächlich eine ernsthafte Erkrankung der Brust vor, ist ein möglichst frühzeitiger

Eingriff besonders erfolgversprechend. Bei harmlosen Veränderungen können Sie mit dem beruhigenden Gefühl nach Hause gehen, daß alles in Ordnung ist.

Neben den Veränderungen durch den monatlichen Zyklus können auch andere Ursachen für Knotenbildungen in der Brust verantwortlich sein, die gutartig sind, also nicht operativ entfernt werden müssen.

Fibrome: Diese bestehen aus festem Bindegewebe. Eine Entfernung ist nur bei Schmerzbeschwerden notwendig.

Lipome: Diese bestehen aus weichem Fettgewebe. Auch diese gutartige Geschwulst, die übrigens nur sehr langsam wächst, muß nur bei schmerzhaften Beeinträchtigungen entfernt werden.

Fibroadenome: Diese bestehen aus Drüsen- und Bindegewebe und sind ebenfalls gutartig.

Zysten: Diese entstehen durch Sekretstau innerhalb der Milchgänge.

Alle genannten Brustbeschwerden können Knoten und Schwellungen verursachen, machen aber meistens keine größeren Beschwerden. Kurz vor der Menstruation kann es zu einer stärkeren Berührungsempfindlichkeit der Brust kommen. Auch Schmerzen und – bei Geschwülsten in den Milchgängen – Sekretabsonderungen können auftreten.

Melisse

In ihrer *Physica* schreibt Hildegard von Bingen, daß die Melisse ihrer Natur nach warm sei und insgesamt den Menschen erfreuen könne. Sie empfiehlt sie zwar nicht direkt gegen Frauenleiden, aber auch hier läßt sie sich sehr gut einsetzen. Eine andere Klosterfrau beispielsweise erfand Jahrhunderte nach Hildegard den berühmten Klosterfrau Melissengeist – ein wirksames Allgemeinmittel, das aber besonders wirksam gegen alle Frauenbeschwerden ist.

Was Sie sonst noch tun können:

- *Melissengeist-Auflagen*
  Legen Sie auf ein Leinentüchlein eine Watteschicht und darüber ein zweites Leinentüchlein. Diese Auflage gut mit Me-
  lissengeist durchtränken, leicht auspressen und so auf die
  Brust auflegen, daß die Knoten bedeckt sind. Am besten
  fixieren Sie die Auflagen mit einem Stillbüstenhalter, denn
  sie sollten über Nacht liegen bleiben. Wiederholen Sie diese
  Behandlung mehrere Nächte hintereinander.
- Diese Auflagen können Sie auch mit *Schwedenkräutern* ma-
  chen. Die Schwedenkräuter erhalten Sie als getrocknete
  Kräuter oder als fertige Lösung in Alkohol in der Apotheke.
- Als anschließende Behandlung empfiehlt sich eine sanfte
  Massage der Brüste mit Taubnesselöl.

Taubnesselöl

Zutaten:
100 g Taubnesselblüten
1/2 l Olivenöl

Zubereitung und Anwendung:
Die Taubnesselblüten mit dem Olivenöl übergießen und in ei-
nem gut verschlossenen Glas 14 Tage lang an einem warmen
Ort (sonnige Fensterbank, Heizungsnähe) ziehen lassen.
Dann abseihen und die Blüten gut auspressen.
In dunkle Apothekerfläschchen abfüllen und kühl lagern.
Die Brüste regelmäßig behutsam mit diesem Öl massieren.

Brustspannen
Diese Beschwerden treten bei etwa der Hälfte aller Frauen immer wieder kurz vor der Periode auf. Sie äußern sich in Span-
nungsgefühlen und Berührungsempfindlichkeit. Dabei handelt
es sich allerdings um keine Erkrankung, sondern lediglich um
ein Symptom, das den Zyklus begleitet. Es wird dadurch verur-

sacht, daß es durch hormonelle Veränderungen während des Zyklus vermehrt zu Wasseransammlungen im Gewebe kommt.

Zur Entwässerung empfiehlt Hildegard von Bingen vor allem Petersilie und die Birke.

Petersilie

Die Petersilie beschreibt Hildegard in ihrer *Physica* als von kräftiger Natur, die mehr Wärme als Kälte in sich trage. Sie empfiehlt, die Petersilie möglichst roh zu essen.
Zur Entwässerung ist die Petersilie ein ideales und wohlschmeckendes Naturheilmittel. Natürlich dürfen Sie in Maßen grundsätzlich immer mit Petersilie würzen. Aber während einer Schwangerschaft sollten Sie vorsichtiger damit umgehen – in früheren Zeiten galt die Petersilie als bewährtes Abtreibungsmittel, vor allem wenn sie als Tee getrunken wurde!

Birkenblätter sind, als Tee getrunken, nicht nur ein ideales Entwässerungsmittel – sie wirken nach Hildegards Angaben auch gegen Geschwülste.
„Die Birke ist ihrer Natur nach mehr kalt als warm. ... Wenn am Leib eines Menschen seine Haut sich zu röten und beulig zu werden beginnt, als ob dort eine Geschwulst entstehen wollte ..., nehme er die jungen Blätter dieses Baumes, wärme sie an der Sonne oder am Feuer und lege sie so auf die Stelle, wo es schmerzt, und er binde ein Tuch darum. Das tue man oft, und die Geschwulst wird weichen." (*Physica*)

Birkenblättertee

Zutaten:
1 EL getrocknete Birkenblätter
1 l kochendes Wasser

Zubereitung und Anwendung:
Die Birkenblätter mit dem kochenden Wasser übergießen, 2 Minuten ziehen lassen, abseihen und nach Bedarf mit etwas Honig süßen.
Während 2 bis 3 Wochen täglich 2 Tassen davon trinken.
Tip: Im Frühling können Sie ein oder zwei Ästchen mit frischem Birkenlaub mit dem kochenden Wasser übergießen. Der frische Tee schmeckt besonders aromatisch und ist als Entwässerungsmittel auch wirksamer als die getrockneten Blätter.

Birkenblätterkompresse

Zutaten:
2 Handvoll frische Birkenblätter

Zubereitung und Anwendung:
Sonnenwarme oder kurz im Backofen erwärmte Birkenblätter in angewärmte Leinentücher geben und auf die Brüste auflegen.
Als Alternative können Sie aber auch Kompressen in einem starken Birkenblättertee auswringen und auflegen.

Was Sie sonst noch tun können:
- Oft hilft schon ein Verzicht auf Kaffee, schwarzen Tee und Schokolade, um die Spannungsschmerzen in der Brust zu vermeiden.
- Denken Sie auch an Ihre Kleidung! Ein schlechtsitzender Büstenhalter kann Schmerzen verursachen.
- Kühlende Umschläge mit in kaltes Wasser getauchten Leinentüchern bringen in vielen Fällen Linderung.
- Bewährt hat sich auch das alte Hausmittel der Quarkumschläge.

Krebserkrankungen

NACH DEN Kreislauferkrankungen ist Krebs in der westlichen Welt die häufigste Todesursache. Jeder vierte Bundesbürger erkrankt daran – allerdings nicht unbedingt mit Todesfolge, denn viele Krebserkrankungen sind heute heilbar, wenn sie früh genug erkannt werden. Deshalb ist es wichtig, daß die Vorsorgeuntersuchungen regelmäßig wahrgenommen werden!

Sollte eine Krebserkrankung bei Ihnen festgestellt werden, sollten Sie:
1. Nicht verzweifeln. Krebs muß heute kein Todesurteil mehr sein!
2. Überprüfen, ob Sie Vertrauen zu Ihrem Arzt und seinen Maßnahmen haben. Selbst Schulmediziner wissen heute, daß Krebs nicht nur körperliche, sondern auch seelische Ursachen haben kann!
3. Sich informieren – über die Krankheit, ihren Verlauf, ihre Ursachen und alle Heilmöglichkeiten.
4. Mißtrauisch sein gegen „Wundermedizinen" – zu viele negative Nachrichten über Scharlatane gingen inzwischen durch die Presse, die leider auch alternative Heilmöglichkeiten diskreditieren.

Hildegard von Bingen führt ihrer Gesundheitslehre entsprechend, die auf der antiken Säftelehre basiert, auch Krebserkrankungen auf ein Ungleichgewicht der Säfte zurück:
„Wenn das Trockene oder das Lauwarme, welche in solchen Fällen den Schleim des Feuchten und des Schaumigen bilden, ihr Maß überstiegen haben, ... verursachen sie beim Menschen Krebs und bewirken, daß ihn die Würmer fressen und daß das Fleisch an seinem Körper zu unförmigen Geschwüren anschwillt. ... Das machen sie so lange, bis sie

von dieser bösartigen Krankheit ablassen. Deshalb kann er nicht lange leben." (*Causae et Curae*)

Obwohl Krebserkrankungen heute nicht nur besser diagnostiziert, sondern auch geheilt werden können, stimmt die moderne Wissenschaft mit Hildegard von Bingen darin überein, daß es sich bei den Ursachen für die Entstehung von derartigen Leiden um einen ganzen Ursachenkomplex handelt, der das innere Gleichwicht – modern ausgedrückt: das Immunsystem – stört. In den meisten Fällen bedarf es sehr langer und sehr intensiv einwirkender Schädigungen, um eine vorher normale Körperzelle so zu verändern, daß sie zur Krebszelle entartet. Dies ist z. B. beim Raucherkrebs und den berufsbedingten Krebsen der Fall, die häufig 10 bis 15 Jahre zu ihrer Entwicklung brauchen.

Zu den krebsauslösenden Faktoren gehören beispielsweise die folgenden:
Erbfaktoren: Obwohl der Krebs selbst nicht erblich ist, kann doch eine gewisse Disposition für bestimmte Krebsformen – die aus sehr gehäuftem Auftreten in der engsten Blutsverwandtschaft geschlossen werden kann – vererbt werden.
Krebsgefährdende Stoffe: Inzwischen kennt man weit über tausend Stoffe, die – von außen her einwirkend – Krebs verursachen können. Dazu gehören z. B. Mineralöle, Teerfarbstoffe, aber auch Mittel, mit denen Möbel, Wohnräume und Kleidungsstücke behandelt werden.
Tabakteer: Obwohl die großen Zigarettenhersteller immer noch behaupten, daß es nicht wissenschaftlich nachgewiesen sei, daß durch Rauchen Krebs entstehen kann, ist es eine Tatsache, daß Lungenkrebs zum größten Teil bei Rauchern entsteht.
UV-Strahlen: Seit einigen Jahren – nämlich seit dem Auftreten des „Ozonlochs" – ist leider auch das Sonnenlicht, das doch so wichtig zur Vitamin-D-Bildung im Körper ist – nicht mehr unbedenklich, weil es zu Hautkrebs führen kann.

Krebserregende Stoffe im Körperinnern: Bei einer gestörten Eiweißverdauung entstehen im Darm Fäulnisprodukte, die ebenfalls zu Krebserkrankungen führen können. Eine geregelte Darmfunktion ist deshalb auch in Hinsicht auf mögliche Krebserkrankungen eine wichtige Verhütungsmaßnahme.

Hormonelle Ursachen: Frauen sind besonders während der Wechseljahre anfällig für Krebserkrankungen, weil es in dieser Zeit zu Fehlleistungen der Hormonorgane kommt.

Ernährungsbedingte Ursachen: Eine sehr große Rolle spielt die Ernährung. Abgesehen von eindeutig mit krebserregenden Substanzen belasteten Nahrungsmitteln (die leider nicht immer schnell erkannt und als Folge vom Markt genommen werden können) bedeutet auch eine ungesunde, unausgewogene Ernährung ein Krebsrisiko.

Psychische Ursachen: Krebserkrankungen kommen nach neuesten Forschungen nicht selten auch aufgrund psychischer Probleme zum Ausbruch. Dazu gehören beispielsweise Ungewißheiten in der Lebenssituation (Arbeitsstreß oder Arbeitslosigkeit, Familien- und Partnerprobleme usw.), Lebensangst und Depressionen.

Neben den allgemeinen Krebserkrankungen (Lungen-, Haut-, Darmkrebs usw.) sind Frauen vor allem durch frauenspezifische Krebserkrankungen gefährdet.

Krebs der äußeren Geschlechtsteile: Diese Krebsart betrifft vorwiegend ältere Frauen über 75 Jahre und tritt meistens an den Schamlippen auf.

Scheidenkrebs: Diese Krebsart ist recht selten, und Schmerzen treten erst spät auf.

Gebärmutterhalskrebs: Diese Art des Krebses gehört zu den häufigsten – aber auch meist sehr früh erkannten – Erkrankungen bei Frauen um die 40 Jahre. Frühe Warnzeichen sind Kontaktblutungen nach dem Geschlechtsverkehr und Blutungen zwischen den Regelblutungen.

Gebärmutterkörperkrebs: Diese Krebsart entwickelt sich meist erst nach den Wechseljahren. Übergewicht, Diabetes und hoher Blutdruck können die Entwicklung begünstigen. Symptome sind vor allem Blutungen nach den Wechseljahren.

Eierstockkrebs: Etwa ein Viertel aller Krebserkrankungen im Bereich der weiblichen Geschlechtsorgane gehört zu dieser Krebsart. Die Veränderungen an den Eierstöcken rufen kaum Beschwerden hervor, so daß sie oft erst spät entdeckt werden.

Brustkrebs: Zwar tritt der Brustkrebs sehr häufig auf (etwa 7 Prozent aller Frauen in der Bundesrepublik erkranken daran), aber er ist auch rechtzeitig zu erkennen und zu behandeln. Suchen Sie deshalb bei jeder bleibenden Veränderung an der Brust Ihren Frauenarzt auf.

Besonders wichtig ist nicht nur für die allgemeine Gesunderhaltung des Körpers, sondern auch als Vorbeugungsmaßnahme gegen Krebserkrankungen eine Stärkung des Immunsystems. Hildegard von Bingen verwendet sehr oft die Empfehlung, die *discretio* zu wahren – also in allem, was man tut, „maßzuhalten". Das gilt für sie für alle Lebensbereiche: für die Ernährung und für das Fasten, für die Arbeit und für den Schlaf, für das Trinken von Alkohol und für den Geschlechtsverkehr. Ein Mensch, der maßhalten kann, wird eher gesund bleiben als ein Mensch, der maßlos ist.

Wichtig ist für Hildegard eine Ernährung, die den Körper insgesamt widerstandsfähiger macht – also das Immunsystem stärkt. Dazu gehören vor allem die von ihr besonders empfohlenen Pflanzen Dinkel, Fenchel und Kastanie. Alle drei Pflanzen wirken sich nicht nur positiv auf den Organismus, sondern auch auf die Psyche aus. Nähere Angaben zu einer gesundheitsbewußten Ernährung finden Sie in den Bänden *Ernährungslehre*, *Dinkelkochbuch* und *Küche aus der Natur.* Um Übergewicht (das ebenfalls die Disposition zu einer Krebserkrankung verstärken kann) zu vermeiden, aber auch, um Körper und Seele zu entschlacken, empfiehlt sich eine gelegentliche Fastenkur. Dazu finden Sie nähere Hinweise im Band *Heilendes Fasten.*

Natürlich gehört die Behandlung eines Krebsleidens in die Hand eines erfahrenen Arztes, aber es gibt viele Möglichkeiten, dessen Therapie zu unterstützen. So gibt Hildegard in ihrem Werk *Causae et Curae* ein Rezept an, mit dem sich auch heute die Narben nach einer Krebsoperation oder die Hautschäden nach einer Chemo- oder Strahlentherapie sanft behandeln lassen.

„Nimm Veilchen, presse ihren Saft aus, seihe ihn durch ein Tuch, wiege Olivenöl ab, und zwar ein Drittel des Gewichts dieses Saftes, dann so viel Bockstalg, wie der Veilchensaft wiegt. Laß dies alles in einem neuen Topf kochen, so wird eine Salbe daraus. Salbe dann die Körperstelle, wo der Krebs oder andere Würmer am Menschen fressen, rundum und obenauf ein. Sie werden sterben, wenn sie davon gekostet haben."

Erkrankungen der männlichen Geschlechtsorgane

HILDEGARD von Bingen hat sich in Forschung und Praxis nicht nur mit den Erkrankungen und Beschwerden von Frauen beschäftigt, sondern auch zahlreiche gesundheitliche Probleme, die spezifisch Männer betreffen, behandelt. Obwohl das vorliegende Buch den Titel *Frauenheilkunde* trägt, soll dieses Thema nicht ausgeklammert werden. Während Frauen sehr viel körper- und gesundheitsbewußter sind, gehen Männer auch heute noch oft nicht sehr pfleglich mit ihrer Gesundheit um. Um hier verständnisvoll und vielleicht auch helfend zur Seite stehen zu können, ist es wichtig, daß Frauen über einige männerspezifische Gesundheitsprobleme Bescheid wissen.

Nächtlicher Samenerguß

Als erstes Problem – wenn es auch sicherlich keine Erkrankung ist – erwähnt Hildegard von Bingen in ihrem Buch *Causae et Curae* den nächtlichen Samenerguß. Dabei handelt es sich nicht um eine Erkrankung, sondern um einen ganz natürlichen Vorgang. Kommt es in der Nacht – etwa aufgrund eines Traumes – zu einem Erregungszustand, ohne daß ein Samenerguß erfolgt, kann dies ihrer Meinung nach sogar zu einer Erkrankung führen.

Hildegard schreibt dazu, daß der nächtliche Samenerguß durch sexuelle Erregung entstehen könne, aber auch durch übermäßigen Genuß von Speisen und Getränken. Kommt es während der Nacht zu einer Pollution, die nicht durch ein Traumbild verursacht wurde, sei dies ihrer Meinung nach für den Mann nicht weiter schädlich, weil dadurch „die Hitze im Mark" nicht erregt werde.

„Daher geht der Samen wie Wasser ab, das infolge mäßiger Wärme nur lauwarm ist." (*Causae et Curae*)

Wenn allerdings ein Traum diese Pollution verursacht, „brennt das Mark des Mannes heftig, so daß man diesen Samenerguß mit siedendem Wasser vergleichen kann, das jedoch nicht ganz zum Kochen gebracht wurde, weil er ja zu dieser Zeit nicht wach ist". Kommt es in diesem Zustand aus irgendeinem Grund nicht zum Samenerguß, kann dies – so Hildegard – beim Mann zu fiebrigen Erkrankungen führen.

Interessant ist, daß Hildegard von Bingen hier keinen Rat gibt, um diese nächtlichen Samenergüsse zu vermeiden. Ihren Angaben ist lediglich zu entnehmen, daß es sich dabei um einen durchaus natürlichen Vorgang handelt, der nicht unterdrückt werden sollte und auch nicht medizinisch behandelt werden muß. Darin ist sie ihrer Zeit weit voraus, denn in späteren Jahrhunderten riet man jungen Männern in diesen Fällen zu sportlicher Betätigung, harten Betten und kalten Duschbädern.

Hodenschwellung

Über diese schmerzhafte Veränderung im Genitalbereich schreibt Hildegard von Bingen in *Causae et Curae*, daß sie vor allem infolge „schlechter Säfte", aber auch „durch übermäßige Lustbefriedigung" auftreten kann. Daraus entsteht eine unangenehme Feuchtigkeit (also eine Art Ausfluß, die zu Juckreiz und Entzündungen führen kann) oder auch eine Schwellung.

Oft werden diese Beschwerden durch mechanische Einwirkung hervorgerufen – etwa, wenn die Hoden beim Sport oder möglicherweise auch bei einem Kampf gedrückt oder gequetscht werden. Dabei können neben der Schwellung heftige Schmerzen auftreten. Entzündungen entstehen mitunter durch die Ansteckung mit Geschlechtskrankheiten und führen zu einem Verkleben der Harnröhrenöffnung, Brennen beim Harnlassen und zur Absonderung eines weißgelblichen Sekrets aus der Harnröhre. Aber auch harmlose Bakterien können diese Symptome hervorrufen. Wichtig ist es auf jeden Fall, einen Urologen aufzusuchen, damit die Ursachen abgeklärt werden können.

Hildegard von Bingen empfiehlt die folgende Salbe, die nach Absprache mit dem Arzt als unterstützende Maßnahme eingesetzt werden kann.

Fenchel-Bockshornklee-Salbe

Zutaten:
1 Teil Fenchel
3 Teile Bockshornklee
etwas Kuhbutter

Zubereitung und Anwendung:
Die Kräuter im Mörser zu Pulver zerstoßen und mit der Butter zu einer Salbe vermischen.
Die Salbe auf die Hoden auftragen.
Hildegards Erklärung für die Wirksamkeit der Salbe:
  „Die milde Wärme des Fenchels, temperiert durch die Kälte des Bockshornklees und die milde Wärme der Butter, verringert den Schmerz. Die Wärme des Fenchels und die Kälte des Bockshornklees verringert nämlich die schädlichen Säfte, und die milde Wärme der Butter heilt den Schmerz.“ (*Causae et Curae*)

Was Sie sonst noch tun können:
- Bei starken Schmerzen und entzündlichen Veränderungen sollte unbedingt Bettruhe eingehalten werden.
- Vorbeugend ist es wichtig, den Genitalbereich peinlich sauberzuhalten – sich also täglich zu waschen, zu duschen oder zu baden.

- Beim Geschlechtsverkehr mit einer unbekannten Partnerin sollte unbedingt ein Kondom verwendet werden!

Orgasmusschwierigkeiten

Hildegard von Bingen hält es für gesundheitsschädigend, wenn ein Mann, der in seiner Lust erregt ist, nicht zum Samenerguß kommen kann.

Weinraute-Wermut-Trank

Zubereitung und Anwendung:
Der Saft von 3 Teilen Weinraute und 2 Teilen Wermut wird ausgepreßt (am besten im Entsafter), dazu die gleiche Menge Wein und etwas Zucker und Honig gegeben.
Diese Mischung muß in einem Edelstahltopf fünfmal hintereinander erwärmt und dann – nach einem kleinen Imbiß – warm getrunken werden.
Variation: Da die frischen Kräuter nur im Sommer verfügbar sind, hält Hildegard auch ein „Winterrezept" bereit. Dazu werden 2 Teile Diptam und 1 Teil Lorbeerblätter pulverisiert und mit etwas Wein aufgekocht und ebenfalls nach einem kleinen Imbiß – damit der Mann keinen Schwächeanfall bekommt – noch warm getrunken.

Potenzstörungen

Unter der Potenz eines Mannes versteht man im biologischen Sinne seine Zeugungsfähigkeit oder sein Vermögen, überhaupt den Geschlechtsverkehr ausüben zu können. Dazu gehört vor allem die Fähigkeit zur Erektion des Penis und auch zum Orgasmus.

Impotenz ist meistens psychisch bedingt, z. B. durch eine überzogene Erwartungshaltung und durch Versagensängste, die zu einem krank machenden Leistungsdruck führen. Deshalb ist ein zeitweiliges Auftreten kein Grund zur Beunruhigung und geht meistens von selbst vorüber. Körperliche Ursachen wie etwa Mißbildungen der Geschlechtsorgane, Unfallschäden, Nebenwirkungen von Medikamenten und Drogen sollten aber nicht ausgeschlossen werden. Deshalb ist bei länger anhaltenden Problemen unbedingt das Beratungsgespräch mit einem Arzt wichtig.

„Wenn ein Mann in seinem Samen so trocken ist, daß ihm – ohne daß er ein Greis wäre – der Samen fehlt", dann soll er folgendes Rezept, das Hildegard in ihrer *Physica* angibt, ausprobieren.

Hauswurz in Ziegenmilch

Zutaten:
einige Stücke Hauswurz (findet sich in vielen Vorgärten, vor allem im Steinbeet)
etwas Ziegenmilch
2 Eier

Zubereitung und Anwendung:
Die Hauswurzstücke mit Ziegenmilch übergießen, daß sie gut bedeckt sind.
Einen Tag zugedeckt ziehen lassen, dann in der Milch aufkochen und die Eier darunterschlagen.
3 bis 5 Tage lang soll diese kleine Mahlzeit täglich genommen werden, „und der Samen des Mannes wird die Zeugungskraft wiedererlangen, und er wird Kinder zeugen".
Hildegard rät allerdings davon ab, daß auch unfruchtbare Frauen dieses Rezept ausprobieren – „es würde sie zwar zur Begierde reizen, aber ihr ihre Unfruchtbarkeit nicht nehmen".

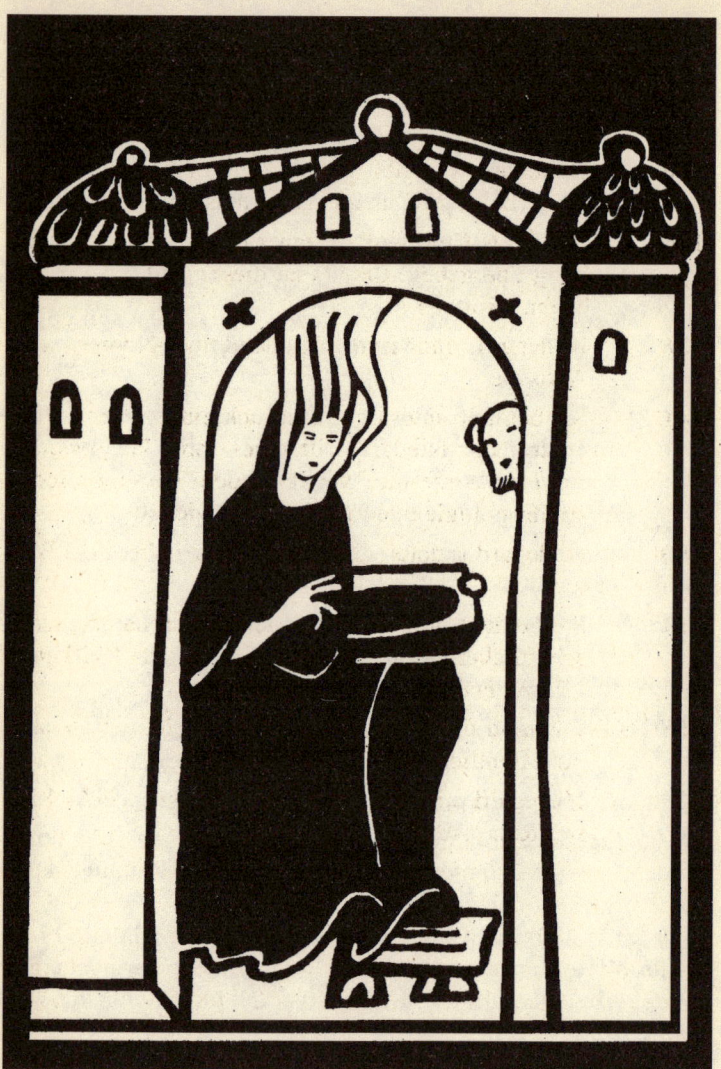

Hildegard von Bingen –
Kurzbiographie

1098   Hildegard wird als zehntes Kind einer in Bermersheim (bei Alzey) ansässigen Adelsfamilie geboren.

1106   Schon als Kind wird sie einer Klausnerin zur Erziehung übergeben. Bereits zu dieser Zeit hat sie ihre ersten Visionen.

1136   Hildegard, inzwischen Benediktiner-Nonne, wird Äbtissin.

1141   Sie beginnt unter dem Eindruck einer großen Vision mit der Niederschrift eines ihrer Hauptwerke, *Scivias* (Wisse die Wege), in dem sie eine eigene Anthropologie und Theologie entwickelt.

1150   Hildegard gründet das Kloster Rupertsberg bei Bingen.

1151   Sie beginnt die Abfassung der großen naturwissenschaftlichen Schrift *Physica* und der Heilkunde *Causae et curae*.

1158/1161   Während dieser Zeit ist Hildegard viel auf Reisen, um öffentlich zu predigen.

1179   Hildegard stirbt in dem von ihr gegründeten Kloster Rupertsberg.

Register

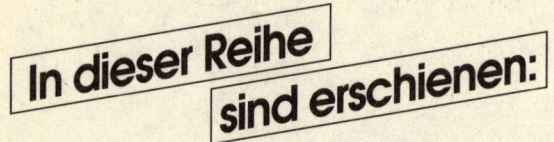
In dieser Reihe
sind erschienen:

GESUNDHEITSRATGEBER

Heidelore Kluge

Hildegard
von Bingen

Ernährungslehre ◆ **Dinkelkochbuch**
Frauenheilkunde ◆ **Mond und Sonne**
Edelsteintherapie ◆ **Gesundheitsfibel**
Pflanzen- und Kräuterkunde
Heilendes Fasten ◆ **Schönheitspflege**
Küche aus der Natur

MOEWIG